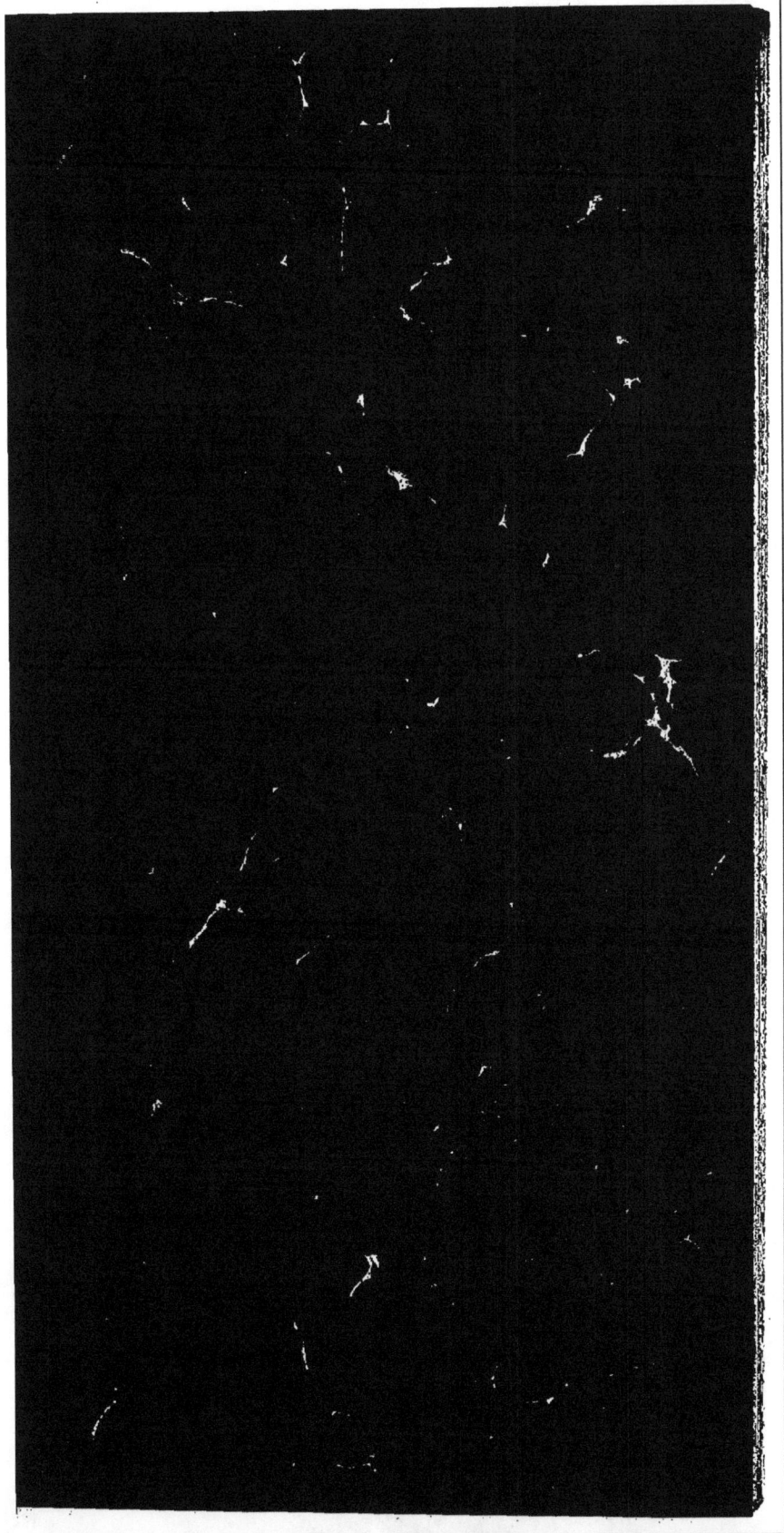

T. 3608
M. c.

CONSIDÉRATIONS

SUR LE

CAUTÈRE ACTUEL, etc.

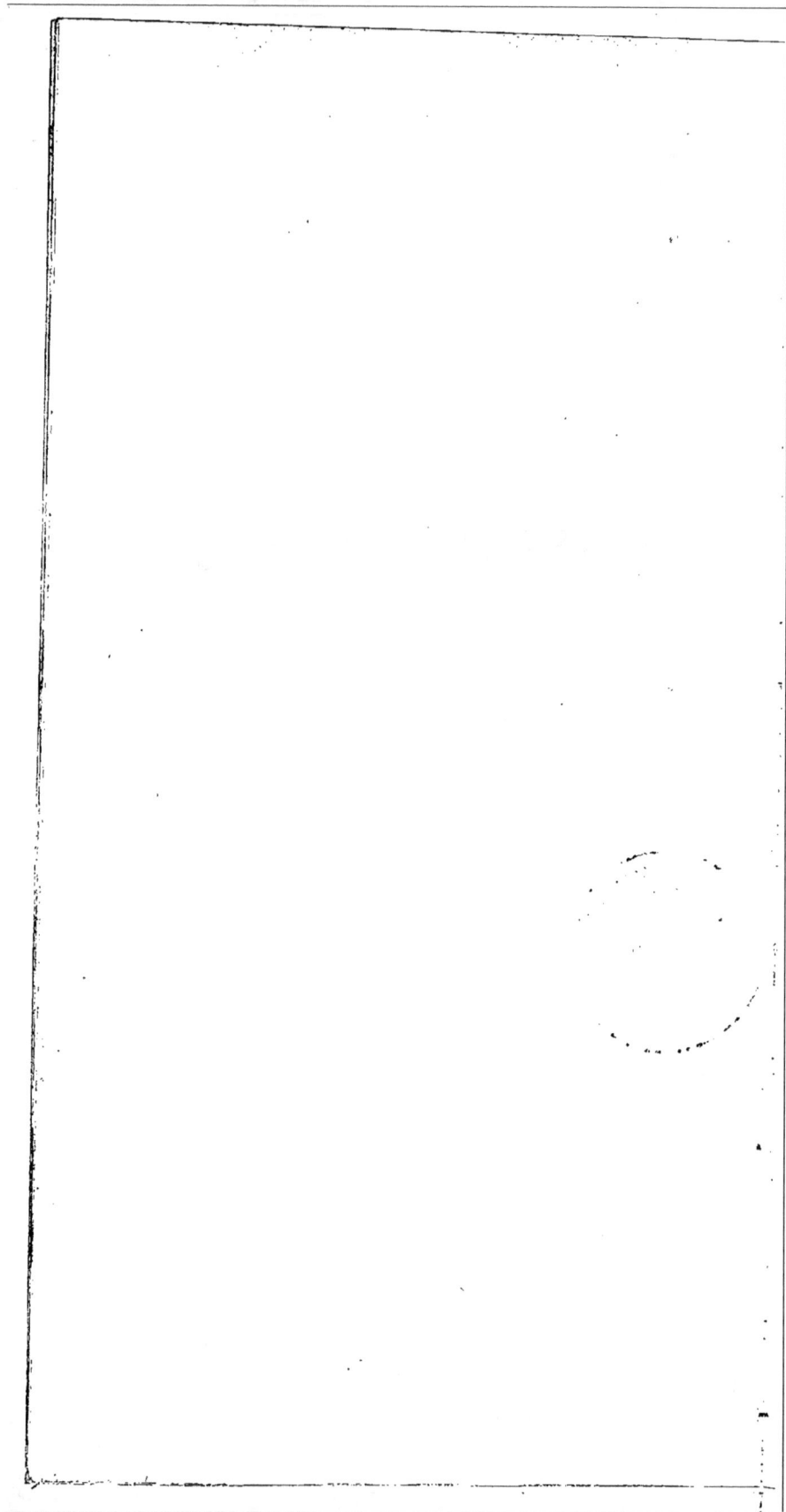

NOUVELLES

CONSIDÉRATIONS

SUR LE

CAUTÈRE ACTUEL;

APOLOGIE DE CE PUISSANT REMÈDE COMPARÉ AVEC LES
CAUSTIQUES; RÉFLEXIONS CRITIQUES SUR LE CAUTÈRE
HABITUEL, LES EXUTOIRES, LA SAIGNÉE, LES SANG-
SUES; OBSERVATIONS SUR PLUSIEURS MALADIES GRAVES.

Par M. IMBERT DELONNES,

Docteur en Médecine de la Faculté de Caen ; Inspecteur-général du
service de Santé aux armées d'Italie, des Pyrénées, d'Helvétie,
du Nord, de Marengo, des Grisons ; de l'Académie royale des
Sciences et Belles-Lettres de Berlin ; de la ci-devant Société royale
des Sciences de Montpellier ; de la Société de Médecine de la
même ville ; de celle de Grenoble ; des Athénées de Paris, de
Lyon, d'Avignon ; Chirurgien en chef de la Succursale impériale
des Militaires Invalides d'Avignon.

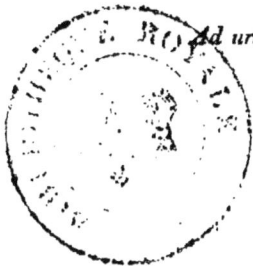

Ad urendum et secandum Medici rarò invitique veniunt.
Cicer. de offic. lib. I.

A AVIGNON,

Chez François SEGUIN aîné, Imprimeur-Libraire.

1812.

A SON EXCELLENCE

MONSEIGNEUR LE COMTE

DE LACÉPÈDE,

GRAND CHANCELIER DE LA LÉGION D'HONNEUR,

MINISTRE D'ÉTAT,

PRÉSIDENT DU SÉNAT,

MEMBRE DE L'INSTITUT DE FRANCE, ETC. ETC.

MONSEIGNEUR,

C'EST au ministre du plus grand des monarques, à l'homme d'état, au digne successeur de l'immortel Buffon, au président enfin du premier corps de l'Empire, que j'ai l'honneur d'offrir la dédicace des *Nouvelles Considérations sur le Cautère actuel*, etc.

Heureux si cette foible production, que l'amour seul de l'humanité m'a inspirée, reçoit de votre Excellence le même accueil qu'elle a daigné faire à mes autres ouvrages. Je vous supplie, MONSEIGNEUR, de vouloir l'agréer comme un nouveau témoignage de mon admiration pour vos éminentes vertus, et de croire au profond respect avec lequel je suis,

MONSEIGNEUR,

DE VOTRE EXCELLENCE,

Le très-humble et très-dévoué serviteur,

IMBERT DELONNES.

DISCOURS

PRÉLIMINAIRE.

~~~~~~~

ÉCRIRE sur le cautère actuel, ou le feu dans ses divers rapports avec l'économie animale, étoit nécessaire, sans doute, aux vrais progrès de la médecine (1), puisque les auteurs les plus recommandables de tous les temps, se sont plaints avec raison de ce que ce grand moyen de guérir n'avoit été adopté que par le petit nombre des praticiens.

Cicéron lui-même, que ses contemporains ont surnommé *Père de la Patrie*, reproche aux médecins de Rome de n'employer qu'avec peine

------

(1) Le mot *médecine* sera toujours synonyme avec *chirurgie*, *médecine opératoire*, *art de guérir*.

le cautère actuel (2). Marc - Aurèle
Séverin, en se plaignant de la déca-
dence de l'art, l'attribue à l'abandon
qu'on a fait du feu, et promet de
rétablir cette chirurgie généreuse et
herculiène; et la Bissière dit que les
tumeurs des articulations sont un des
fléaux de la chirurgie moderne, depuis qu'elle a abandonné aux vétérinaires le seul moyen qu'elle avoit de
les guérir (3).

Il est très-évident, d'après l'autorité de ces trois hommes respectables
qui ont écrit à des époques bien différentes, que le cautère actuel qui méritoit toute leur confiance, restoit
dans une sorte d'oubli dont la philantropie devoit se plaindre.

---

(2) *Ad urendum et secandum medici rarò
invitique veniunt.* Cicer. de offic. lib. 1.

(3) Voyez le savant mémoire de la Bissière,
dans ceux des prix de l'Acad. de Chir. tome 3.

Leclerc (4), en louant *le feu d'Hippocrate* pour les douleurs de tête, les hydropisies naissantes, semble croire que ces maladies ont été classées parmi les incurables, par l'injuste aversion que l'on a prise pour ce remède.

D'après le texte de Leclerc, il sembleroit que nous tenons d'Hippocrate même le premier essai du cautère actuel. Mais la mémoire de ce grand homme qui, en créant la bonne médecine, a fait aussi l'honneur de la Grèce, n'a pas besoin qu'on lui donne une découverte, que, de son propre aveu (5), les Scythes, l'un des plus anciens peuples du monde, et après eux les Egyptiens, les Libyens, employoient dans un grand nombre de circonstances, et surtout dans la vue de remédier à la foiblesse des

---

(4) Histoire de la Médecine.
(5) *Hippocr. de aere et locis.*

1.

articulations, maladie assez ordinaire à ces différens peuples.

Il est vrai qu'Hippocrate est l'écrivain qui a fait le plus grand éloge du cautère actuel, parce qu'il en a tiré les plus grands avantages ; et cette vérité suffit sans doute à celui qui s'est acquis une gloire si grande, si certaine, dans toutes les parties de son art : et si nous faisons cette remarque contre Leclerc, c'est afin que les nouveaux initiés dans la médecine, qui n'ont pas tous à leur disposition les livres nécessaires, ne soient point trompés sur un fait dans lequel il importe d'avoir des connoissances positives.

C'est donc au siècle d'Hercule et de l'hydre qui a tant honoré ce héros, que nous ferons remonter, à l'exemple du savant Dujardin (6), les premières applications du feu, par Iolas,

_____

(6) Histoire de la Chirurgie, tome I.

pour détruire à jamais les têtes renais-
santes de cet animal fabuleux ; et cette
tradition fidèle d'un fait qui peut être
illusoire , en nous prouvant qu'Hippocrate n'est point , comme nous
l'avons dit déjà , l'auteur du cautère
actuel, nous fera supposer, avec quelque raison , qu'il peut en avoir puisé
la pratique dans celle de Nébrus, médecin déjà célèbre au camp de Crissa,
dans la doctrine des Esculapes dont
on le fait descendre, ou du moins dans
celle des Scythes nomades , nation
rivale de l'Egypte.

D'après tout ce qui vient d'être
dit sur le cautère actuel , il n'est
point étonnant que ceux des auteurs
qui ont voulu célébrer les grandes
propriétés de ce remède, aient pensé
avec Marc-Aurèle Séverin, qu'il étoit
héroïque, *herculien*, miraculeux.

Il en est d'une découverte qu'on n'a
point assez propagée , comme des

vérités intéressantes qui, en éclairant
l'esprit humain , nous conduisent
naturellement à d'autres plus utiles.
Enfant du travail et de l'observation,
c'est un monument élevé par son
auteur à l'utilité publique , c'est une
propriété impérissable qu'il consacre
à toutes les Nations ; et si cette découverte n'est point assez connue du côté
des avantages qu'on peut en retirer,
il faut la mettre en évidence , il faut
enfin la préconiser de nouveau, pour
la rendre profitable aux générations
présentes et futures.

Le cautère actuel , célébré par les
grands médecins de l'antiquité, adopté
par la médecine de tous les temps, de
tous les pays, de tous les climats, n'a
été admis dans la pratique que par un
petit nombre de médecins opérans : et
quoiqu'on ait semblé être parfaitement d'accord sur son efficacité exclusive dans un très-grand nombre de

circonstances, on voit, en consultant les divers auteurs qui en ont fait l'éloge, qu'il a été oublié pendant des siècles entiers, qu'on l'a repris ensuite, et qu'il est enfin tombé en désuétude sans aucune espèce de raison plausible.

Ces vacillations bizarres dans l'emploi ou l'abandon d'un remède dont les vertus sont si bien reconnues, n'honorent point l'humanité , sans doute, dans les individus qui, livrés sans aucune espèce de réserve à l'art de guérir, ont dû prendre un engagement solennel et sacré d'obtenir de cet art toutes les ressources , tous les bienfaits dont il est susceptible.

Mais il est plus bizarre encore que des médecins d'un mérite réel, et qui ont existé à des époques très-différentes, se soient permis d'appeler barbares ceux de leurs pairs qui, d'après les autorités les plus remarquables, ont employé ce puissant remède (7).

Il étoit donc bien essentiel qu'en faisant un nouveau travail sur le cautère actuel, on relevât pareille injustice, et qu'on couvrît de blâme ceux qui, en s'avilissant par ces odieuses déclamations, ont été la cause efficiente d'un mal dont on calculeroit difficilement les effets.

Il est vrai que les partisans du feu en ont trop étendu l'usage. Hippocrate en avoit fait son remède presque universel, comme on peut le voir d'après ses propres paroles, relativement aux douleurs à la tête et partout ailleurs (8). On voit

---

(7) *Cauterium actuale à carnificibus inventum est, et non nisi pro latronibus adhibendum.* Felix Wurtz, lib. I. cap. IV.

Voyez Dionis dans sa I.ʳᵉ démonstration.

(8) *Unica sanitatis spes venas comburere.* Lib. de affect. sect. V.

aussi, dans son Traité des Epidé-
mies (9), cette même exaltation pour
le feu à l'occasion de deux malades
dont il reproche la mort à ses contemporains, à la suite d'abcès au bas-
ventre, sur lesquels on différa trop
long-temps l'application de ce remède.
Et si nous voulions suivre ce Prince
de la Médecine dans l'usage qu'il a pu
faire du feu, nous serions obligés de
convenir que tout comme tant d'autres
grands personnages qui ont adopté
aveuglement ses principes sur cette
matière, il a commis de ces erreurs de
prévention bien manifestes et dont la
plus austère philosophie n'a pu se défendre.

Ces excès du feu de la part d'Hippocrate et de son école, n'ont-ils pas
entraîné Celse dans des excès semblables? On a raison de le croire, quand

_____

(9) Lib. de epid. n.º 29 et 3o.

on voit que ce dernier le recommande contre la phthisie pulmonaire, l'épilepsie, l'érysipèle, etc.

Celse veut qu'on ouvre le ventre en plusieurs endroits avec le fer rouge, et qu'on laisse long-temps ouverts les ulcères qui résultent de cette opération (10).

Ce texte de notre Hippocrate latin se ressent, à la vérité, des temps orageux d'Octave, de Tibère et de Caligula, dont il a vu les trois règnes ; et quoiqu'on ne puisse pas légitimement accuser de barbarie celui qui, s'étant illustré par ses grandes connoissances dans plus d'un genre, n'a mérité d'ailleurs aucun reproche, on pourroit présumer, ce me semble, que l'art de la guerre et l'art de guérir que Celse

---

(10) *Ferramentis candentibus pluribus locis venter exulcerandus est*, *et servanda ulcera diutius*. Celse, lib. 7. cap. 22.

professoit également, quoique ces deux arts diffèrent beaucoup entr'eux, l'avoient rendu trop familier pour les grandes brûlures qu'il n'a point craint de multiplier sur des parties délicates et dans des maladies contre lesquelles la médecine raisonnée et méthodique a dû créer ensuite des remèdes plus doux et plus efficaces.

C'est ainsi que l'Académie de Chirurgie (11), placée entre l'abus souvent nuisible que les anciens ont fait du cautère actuel, et l'oubli coupable dans lequel les modernes l'ont laissé tomber, se crut obligée de proposer un prix d'encouragement en faveur de celui qui, ayant décidé la question suivante, *le feu ou le cautère actuel n'a-t-il pas été trop employé par les anciens et trop négligé par les modernes ?* indiqueroit en même temps les

---

(11) Année 1755.

cas dans lesquels ce moyen doit être préféré aux autres pour la cure des maladies chirurgicales.

Cette question ainsi posée n'étoit point un problème dont la solution fût difficile; c'étoit plutôt le corollaire d'une proposition vraie; c'étoit en un mot le résumé des réflexions profondes d'une des Sociétés les plus respectables d'Europe. Traitée ensuite par MM. de la Bissière et Louis, dont les ouvrages avoient été couronnés par acclamation, elle auroit dû convaincre les praticiens de l'efficacité d'un remède qui, employé par une main habile, a le plus grand avantage sur tous les autres.

Mais la théorie la plus lumineuse, les autorités les mieux reconnues, les recherches les plus scrupuleuses, les observations les plus exactes, les plus sages préceptes, et tout cet ensemble de richesses enfin dont se composent les plus excellens mémoires sur les sciences pratiques, n'a rien produit encore qui ait persuadé les médecins modernes relativement à l'adoption de ce remède.

Si dans un travail que l'amour de l'humanité seule a dû nous inspirer, nous avions besoin de preuve, nous la prendrions dans les œuvres chirurgicales de Percival-Pott, Sharp, Dionis, Garengeot, Heister, le Blanc, Sabatier, Desault, qui ne renferment pas un seul chapitre, pas même un paragraphe du cautère actuel : et plusieurs de ces Ouvrages qu'on a lus et traduits partout, sont bien postérieurs aux productions académiques de MM. de la Bissière et Louis, qui ont marqué d'une manière si éclatante dans le vaste et fertile champ de la Chirurgie française.

Mais après avoir prouvé que la Chirurgie de nos jours, qui s'est tant

enrichie en France depuis la création
de son Académie, n'a pourtant rien
produit encore qu'on puisse regarder
comme ouvrage élémentaire et con-
cluant en faveur des grandes propriétés du cautère actuel, il nous reste à
parler d'un dernier effort qu'a voulu
faire cette Académie expirante.

Toujours occupée des progrès d'un
art qui avant elle avoit resté long-
temps livré à l'empirisme, et voyant
avec peine que les Mémoires qu'elle
avoit pu recueillir à force de program-
mes sur le cautère actuel, ne lui avoient
pas fait un seul partisan qu'on pût
citer parmi les maîtres livrés à l'exercice de la grande Chirurgie, cette
Société, dans laquelle on trouvoit
encore alors des hommes d'un véritable mérite (12), exprima de nou-

---

(12) MM. Sabatier, Louis, Bordenave, Bras-
d'or, Hevin, Desault, étoient encore au sein de
l'Académie de Chirurgie dans ce temps.

veau ses vœux relativement à la renaissance d'un moyen de guérir qui,
employé par quelques médecins recommandables, avoit eu les plus
grands succès.

En conséquence, après s'être bien
convaincue, en 1756, que *le feu trop
employé par les anciens et trop délaissé
par les modernes*, n'avoit pu cesser
d'être un spécifique certain contre plusieurs maladies malheureusement très-
communes, elle proposa, en 1791, un
nouveau prix d'émulation relativement à la manière d'appliquer le feu.

*Déterminer la matière et la forme
des instrumens propres à la cautérisation, connus sous le nom de cautères actuels : indiquer suivant quelles
règles et avec quelles précautions on
doit s'en servir, eu égard aux différentes parties et à la distinction des
cas où leur application sera nécessaire ou utile.*

2.

Ce sujet, sur lequel l'Académie de Chirurgie ne s'étoit point encore arrêtée, devoit prouver à l'Europe entière, qu'elle n'avoit eu d'autre vue, dans ce dernier programme, que celle de donner un Code de Chirurgie complet et digne d'un grand Empire qui a toujours produit des hommes célèbres dans tous les genres.

Les arsenaux de l'ancienne chirurgie sont remplis d'instrumens de toute espèce, dont une partie faite avec les métaux les plus précieux, atteste, à la vérité, quelques abus commis dans l'art du cautérisme. Mais cette magnificence dans les appareils de chirurgie, dont quelques esprits inquiets s'étoient prévalus à tort pour donner aux chirurgiens de ces temps une sorte de défaveur, n'avoit pourtant d'autre vue que le soulagement de l'humanité, en créant à grands frais des moyens plus faciles et plus sûrs de remédier aux différens maux dont elle est affligée.

Ainsi, au lieu d'être blâmable dans ce luxe même d'instrumens, la médecine a justement acquis des droits à la priorité sur les arts et sur les sciences utiles.

Cette dernière conséquence se tire naturellement du principe. Quel est en effet le but de la médecine ? C'est celui de ramener la nature dans la route qu'elle a quittée, en lui donnant, à la faveur d'un art, d'une science dont l'humanité est la mère (13), tous

---

(13) *Consilioque manuque.* Dans les privilèges accordés par le roi Louis XV aux membres de l'Académie de Chirurgie de Paris, lorsque ce prince créa cette Société à l'instar de l'Académie royale des Sciences, ce prince dit:*
« Le désir de faire fleurir de plus en plus dans » notre royaume les arts et les sciences les plus

* Voyez les Lettres-patentes de Louis XV, page 6 du tom. 2 des Mémoires de l'Académie de Chirurgie.

les secours que ses erreurs ont rendus
absolument nécessaires.

Il est trop vrai que la douleur est
rarement inséparable de ces divers

» utiles au public , et surtout celle de là chi-
» rurgie.... » Cette honorable distinction fit
cesser une sorte d'oppression qu'exerçoit encore
alors la médecine en France envers la chirurgie ; et l'on ne voit point sans quelque surprise
que des hommes célèbres tels que Paré , Pigrai ,
Thevenin , Parthon , et autres grands chirurgiens des siècles peu éloignés du nôtre , aient
eu l'air de croire à cette préséance absurde et
chimérique des Facultés de Médecine sur les
Amphithéâtres de Chirurgie. Ce fut après la
création de l'Académie de Chirurgie , que plusieurs membres de la Faculté de Paris , tels
qu'Antoine Petit , Demours et autres , à l'exemple d'Hippocrate , se livrèrent à la pratique des
opérations chirurgicales , et les exécutèrent avec
un grand succès. De là semble être venu ce
rapprochement entre deux Corps, que la philosophie ou le besoin ont cimenté dans la suite.
Ce fut dans ce temps même que se forma la
Société royale de Médecine. Cette rivale heu-

secours ; mais avoir acquis par des travaux pénibles et par une longue expérience, le courage et l'adresse qu'exige une opération délicate, à travers les cris déchirans des malheu-reux individus qui n'ont que cette

---

reuse de la Faculté reçut dans son sein les trois professions de l'art de guérir; et si des événe-mens imprévus ont fait éclipser ces trois éta-blissemens, sources de disputes et de dissen-tions, on les a vus dans ce siècle de lumières, se réunir en un seul pour le bonheur de tous. Nous devons espérer que cette réunion sou-tiendra toujours mieux l'illustration et l'éclat de cet *Art et Science* que Jésus-Christ, les Apô-tres et les Princes même ont souvent exercé; car l'Auteur de la nature, en créant les mer-veilles qui la composent, fit honorer le méde-cin auquel il accorda les premières préroga-tives *, celles de conserver à la vie, à la santé, ces frêles individus qu'il tire chaque jour du néant pour soutenir les colonnes du monde.

* Car c'est imiter Dieu que guérir et pouvoir
Soulager les malheurs de notre humaine race.
                    RONSARD, *dans un Sonnet à Paré.*

perspestive ou la mort, *n'est point une barbarie, quand surtout cette opération promet d'heureuses suites* (14).

L'homme qui, dans la science, l'art ou le métier même qu'il a choisi, se rend utile au simple hameau qu'il habite, a droit par cela seul à l'estime publique ; mais celui qui, pour remplir la tâche qu'il s'est imposée, a consacré ses plus belles années à l'étude de l'anatomie, environné de cadavres dont il a su affronter les émanations meurtrières ; celui enfin, qui après ces rudes épreuves passe le reste de sa vie dans l'air contagieux des hôpitaux, des camps, des armées, des prisons,

---

(14) Le chirurgien le plus savant n'a jamais fait une opération douloureuse, sans que les ennemis de son art n'aient parlé de son insensibilité ; il est pourtant bien vrai qu'il n'est pas insensible, et le calme dont il a l'air de jouir lui est imposé par un devoir impérieux de circonstance.

et qui, pour arriver au faîte de son
art, a dû faire une sorte d'abnégation
de sensibilité au moment où il croit
que le fer et le feu, agens si meur-
triers, vont être dans ses mains les
instrumens de la vie : oh celui-là est
bien loin sans doute de mériter quelque dénomination équivoque ; il a
légitimement acquis des droits aux
distinctions honorables , et comme
un autre Hippocrate, si dans un art si
difficile il a fait d'utiles découvertes,
s'il a enrichi les fastes de cet art, après
avoir illustré son pays, il a bien mérité du prince , de ses concitoyens et
de sa patrie entière (15).

---

(15) Ces dernières réflexions qu'un amour
inné pour la chirurgie a dû nous inspirer ,
nous ont conduit naturellement au besoin de
rappeler quelques ouvrages qui , au jugement
de nos pairs distingués, de savans, de princes,
de ministres bien connus, nous ont dès long-
temps classés parmi ceux qui ont fait d'utiles

Mais après m'être abandonné à une sorte de digression que les amis de l'humanité ne verront point avec indifférence, je dois passer au Mémoire

---

découvertes : et si nous visons à retirer ainsi quelques nouveaux fruits de nos travaux passés, le véritable objet de notre ambition est pourtant celui de manifester nos droits à la confiance de nos lecteurs.

Procès-verbal d'opérations de l'Hydrocèle, faites par ordre du Roi dans l'hôpital royal et militaire de Toulon.

Aujourd'hui 16 juillet 1781, nous, médecins et chirurgiens pour le Roi, dans ses hôpitaux de terre et de marine, assemblés à la réquisition de M. IMBERT DE LONNES, premier chirurgien de S. A. S. monseigneur le duc de Chartres, dans la salle des opérations de l'hôpital de terre, pour y voir les nommés Vilars, grenadier au régiment du Perche, Lamarre, sergent au régiment de Piémont, et Borel, tambour au régiment de Guienne, tous trois opérés en notre présence de l'Hydrocèle, par la méthode dudit S^r. IMBERT, le 6 juin dernier, avons

qui a mérité, en 1792, la palme aca-
démique, en suite du programme
de 1791.

Il eût été difficile en effet de traiter

---

reconnu qu'ils étoient complètement guéris de
cette maladie, n'ayant éprouvé depuis ce temps
aucun accident qui ait pu donner la moindre
inquiétude sur leur état.

Le rapport des soldats prouve que leur maladie étoit fort ancienne. Le sergent avoit été
traité déjà dans plusieurs hôpitaux, avec des
moyens inefficaces ; le tambour avoit éprouvé
sans succès les mêmes moyens, ainsi que les
injections faites dans le sac de l'hydrocèle avec
l'esprit-de-vin. Les tuniques vaginales de ces
deux sujets avoient contracté un épaississement
considérable, tendant au skirre, et le testicule
du nommé Borel avoit plusieurs points d'éro-
sion dans sa surface, qui auroient pu causer la
perte prochaine de cet organe, et devenir funestes.

Nous devons certifier en faveur de M. IMBERT,
que sa méthode n'étant sujette à aucun inconvénient, est jusqu'à présent la seule qu'on
puisse employer dans une infinité de circons-

du cautère actuel, sans faire mention
des richesses dont ce Mémoire abon-
de : et quoique la réponse aux vues de
l'Académie de Chirurgie eût pu se

---

tances, et nous l'avons adoptée avec satisfaction, la regardant comme très-utile à l'humanité. En foi de quoi nous signons le présent
procès-verbal.

BARBERET, *premier médecin de la marine.*
VERGUIN, *chirurgien-major de la marine et des
    armées navales.*
BUREL, *médecin en chef de l'hôpital militaire.*
RAIMOND, *chirurgien-major de l'hôpital militaire.*
FAURE DE ROUSSIEUX, *médecin de la marine.*
LA BERTHONIE, *médecin en second de l'hôpital
    militaire.*
BODUER, *chirurgien-major adjoint de l'hôpital
    militaire.*

Nous, membres du conseil d'administration
du régiment du Perche, infanterie, certifions,
d'après le certificat du chirurgien-major dudit
régiment, que le nommé Vilars, grenadier,
étoit réellement incommodé d'une hydrocèle,
de laquelle il a été opéré par M. IMBERT, dans

renfermer au texte même du programme, l'auteur (M. Percy, baron
de l'Empire, commandant de la Légion d'honneur, etc. etc.), après avoir

l'hôpital de Toulon, avec tout le succès possible, d'où il résulte que ledit Vilars se trouve à
présent radicalement guéri, faisant son service
sans ressentir aucune incommodité. A Toulon,
le 20 janvier 1782. *Signés*, BURANDES, DEFRENOI,
DE COUTELIER, BONEAU, LAVAL.

Nous officiers, composant le conseil d'administration du régiment de Guienne, infanterie, certifions, d'après le rapport de M. Sava-
rin, chirurgien-major dudit régiment, que le
nommé Borel, tambour, qui a été opéré de
l'hydrocèle par M. IMBERT, à l'hôpital militaire
de Toulon, au mois de juin dernier, est radicalement guéri de sa maladie; que ledit Borel
remplit, sans incommodité, les fonctions de
son état, et qu'il nous a déclaré lui-même être
parfaitement guéri. A Antibes, le 11 avril 1782.
Signés CHOISEUIL, LA FARGUE, DE LA RIVIÈRE,
LA BIZIÈRE, MOUCHY.

Nous officiers de l'administration du régi-

réduit au nombre strictement nécessaire les instrumens du cautère actuel,
après avoir fixé d'une manière inva-
riable ses lecteurs et ses juges sur les

---

ment de Piémont , infanterie , certifions, que
le nommé Lamare , sergent audit régiment, a
été parfaitement guéri de l'hydrocèle par l'opération que M. Imbert lui a faite à l'hôpital de
Toulon , le mois de juin dernier 1781, et que
ledit Lamare nous a déclaré lui-même n'avoir
eu aucune incommodité depuis l'opération.
Toulon , 21 janvier 1784. *Signés* , DE BAULLI ,
DURANT , BOULET , LA VOLRÈNE , PAROLSAI.

Nous, membre du conseil d'administration
du régiment Royal-Roussillon, infanterie, certifions que les opérations d'hydrocèle , faites
par M. Imbert de Lonnes, ci-devant chirurgien-
major audit régiment , à plusieurs officiers ,
bas-officiers et soldats, ont eu le succès le plus
complet ; que les cures se sont parfaitement
soutenues, puisque la plupart de ceux qui ont
été traités et guéris par sa méthode, sont encore au régiment, et qu'ils n'ont aucun symptôme de cette maladie.

En foi de quoi nous avons donné le présent

formes, dont il a donné la gravure, et sur les métaux les plus avantageux à la confection de ces instrumens, qu'il a simplifiés et mis à la portée de

---

certificat audit M. IMBERT DE LONNES, et à icelui fait apposer le cachet du régiment, pour lui servir et valoir en ce que de raison.

Fait à Longwi, le 27 mars 1785. *Signés*, SAINT-ALEMBERT, LA CASSAIGNE, SAINT-ESTÈVE, VILLENEUVE, D'ALLONS.

Rapport des Commissaires de la Société royale des Sciences de Montpellier.

Nous, Commissaires nommés par la Société royale des Sciences de Montpellier, pour examiner une brochure intitulée : *Cure radicale de l'Hydrocèle*, etc. avons lu avec attention cet Ouvrage, qui nous a paru intéresser autant par son sujet et la manière dont il est traité, que par les excellens préceptes dont il est rempli.

On peut regarder la nouvelle méthode de traiter l'Hydrocèle qu'on y propose, comme un perfectionnement de la cure de cette maladie grave, et qui doit lui mériter une place parmi les découvertes utiles dont la pratique de la tous les bons praticiens , est entré dans des détails très-intéressans sur le cautère actuel , sur son efficacité exclusive dans une infinité de circons-

---

médecine s'est enrichie dans ces derniers temps.

L'auteur qui réunit à une connoissance approfondie des grands principes de l'art de guérir, le talent de les présenter avec ordre et méthode, fournit, dans une introduction , où l'on se plait à reconnoître le médecin pénétré de tous les devoirs de son état , les preuves , pour ainsi dire légales , de la supériorité de son procédé, en rapportant les attestations, soit de plusieurs malades qu'il a guéris , soit de divers médecins et chirurgiens habiles qui l'ont adopté ou pratiqué avec le même succès.

Il donne ensuite une description exacte et précise de la maladie et des parties qui en sont le siége, en assigne les causes, passe en revue les auteurs célèbres , qui depuis Celse, Galien et les Arabes, jusqu'aux médecins de nos jours, ont écrit sur le traitement de l'Hydrocèle ; discute les différentes méthodes de chacun de ces écrivains en particulier , les compare entr'elles, en apprécie les avantages, rectifie en même-

tances, sur les partisans, sur les ennemis de ce puissant remède ; et cet ouvrage qui sembloit devoir se réduire
à un petit nombre de pages , a

---

temps les interprétations peu exactes ou fausses
qui ont pu échapper à quelques modernes en
rendant le texte des anciens, et ces discussions
dans lesquelles l'érudition de l'auteur ne se
fait pas moins remarquer que la sagesse éclairée du praticien , amènent assez naturellement
un résultat qui est tout à l'avantage de la découverte de l'auteur.

Vient enfin l'exposé bien détaillé de sa méthode , suivi de l'histoire de plusieurs cures et
dont l'auteur prend occasion de donner , a
divers articles du manuel , tout le développement dont ils sont susceptibles, et de fournir
les lumières nécessaires , soit pour se conduire
avec sûreté dans les cas obscurs ou difficiles
et les accidens qui peuvent en être la suite ,
soit pour distinguer convenablement l'Hydrocèle des autres maladies du scrotum qui peuvent avoir quelque rapport avec elle , telles
que l'Hématocèle , le Sarcocèle, etc. sur chacune desquelles on trouve , à la fin , un chapitre particulier.

produit une *exopyrie* plus parfaite que tout ce qu'on avoit écrit jusqu'à nous sur cette importante matière.

Il est à désirer que cet Ouvrage , déjà accueilli par la Société , qui a accordé à l'auteur une place parmi ses correspondans , ait incessamment cette succession rapide d'éditions , que la seconde qui vient de paroître à une époque très-rapprochée de la première semble lui promettre , afin que les exemplaires en étant plus multipliés et plus répandus, les disciples puissent l'avoir plus facilement sous les yeux et y puiser la bonne doctrine de l'auteur, et que les maîtres soient plus à portée de le consulter. Montpellier, le 31 janvier 1791. *Sont signés* LABORIE , H. FOUQUET , *Commissaires.*

Je soussigné , certifie le présent extrait conforme à son original et au jugement de la Compagnie. A Montpellier , ce 3 février 1791. *Signé* DERATTE , secrétaire perpétuel de la Société royale des Sciences.

Lettre du citoyen Ginguéné au citoyen Imbert-Delonnes.

Je me fais un plaisir de vous annoncer , citoyen , que le Ministre de l'Intérieur , sur le

Parler ensuite de cet exutoire habituel, qu'on nomme assez improprement *cautère*, m'a paru indispen-

---

rapport que je lui ai présenté, s'est empressé de déférer à votre demande, et approuve que votre manuscrit concernant la maladie du citoyen Charles de la Croix, soit imprimé aux frais et à l'imprimerie de la République, et soit tiré à trois mille exemplaires, dont la distribution sera faite conformément à vos désirs. Je vous invite à vous concerter avec le directeur de l'imprimerie, afin de pouvoir donner à ce manuscrit intéressant, que je vous fais repasser, la plus prompte publicité. Recevez, en même temps, citoyen, le témoignage de l'estime qui est due à des talens aussi utiles que les vôtres, et dont vous avez donné des preuves aussi éclatantes.

Salut et fraternité,

GINGUENÉ.

Rapport du citoyen Ginguené au Ministre de l'Intérieur.

Le citoyen Imbert-Delonnes, officier de santé, adresse le manuscrit qui présente

3.

sable dans un siècle où l'on abuse tant
de ce remède, qui doit en quelque
manière son nom et son origine au
cautère actuel. Il est vrai que le plus

---

l'histoire d'une opération de *Sarcocèle*, faite au
citoyen Charles de la Croix, ex-Ministre des
Relations extérieures. Il désire que le Ministre
le juge digne d'être imprimé aux frais et à l'imprimerie de la République; et d'après l'utilité
dont ce travail peut être, il pense qu'il doit
être tiré à trois mille exemplaires, tant pour
les différens établissemens de la République,
que pour les pays avec lesquels elle est alliée.

Le citoyen Imbert, dans un petit nombre de
pages écrites avec autant d'élégance que de
précision, avec cet esprit de philosophie qui
saisit les divers rapports de son sujet, a su
renfermer l'histoire exacte et détaillée d'une
opération aussi extraordinaire que la maladie
même. État, siége, nature du mal, situation
physique et morale du malade, moyens employés avant, durant et après l'opération, observations et raisonnemens aussi judicieux que
bien déduits, rien n'est oublié de ce qui doit
intéresser, et l'art dont il a réellement avancé

grand nombre de ces exutoires qui
sont quelquefois indiqués , s'établit
sans le feu et par l'effet des caustiques
ou d'une simple incision ; mais les cas

---

les progrès , et ceux qui les cultivent , auxquels
il apprend à ne pas s'arrêter aux bornes que
l'ignorance ou le préjugé ou la timidité ont
posées , et le public , auquel il offre de nouveaux secours.

Seul de son opinion , il a osé entreprendre
une opération, regardée par tous ses confrères
le plus justement renommés * comme impraticable ; et en justifiant par le plus brillant succès
une entreprise inspirée par la philantropie
autant que par la science , il a prouvé qu'il ne
faut pas désespérer des ressources de l'art de
guérir ; et cette preuve même est encore un
véritable service rendu à l'humanité.

On pense que l'encouragement sollicité par
le citoyen Imbert lui est dû à bien des titres ,
et que son petit écrit mérite l'impression natio-
nale , soit par l'espèce de phénomène chirur-
gical qui en est l'objet, soit par la difficulté et
les dangers de l'opération , soit par l'habileté

---

* MM. Sabatier, Pelletan , Boyer, Duchanoi , etc.

dans lesquels ils peuvent être avantageux sont beaucoup plus rares qu'on ne sauroit croire; et si j'ai prouvé que ce moyen, duquel on doit être avare,

---

et le succès de celui qui l'a exécutée, soit même par la force morale ou la constance stoïque qu'a montrée le citoyen Charles de la Croix, soit enfin par l'utilité générale dont sa publicité peut et doit être.

On propose au Ministre d'approuver l'impression à l'imprimerie de la République du manuscrit adressé par le citoyen Imbert-Delonnes, et le tirage à trois mille exemplaires, dont la distribution sera faite conformément au vœu de l'Auteur.

Approuvé; et signé, LETOURNEUX.

Lettre du Roi de Prusse au citoyen Imbert-Delonnes.

Charlottenbourg, le 16 juillet 1801.

J'ai reçu avec un grand intérêt l'ouvrage que vous m'avez présenté. La récompense de votre travail est dans l'opinion des juges; mais quoique pour fixer la mienne ce soit eux que j'en produit dans l'intervalle d'un mois ou deux tout le bien qu'on a pu s'en promettre quand il a été réellement nécessaire, on ne sera point surpris

---

aie dû croire, je me flatte que vous ne recevrez pas sans quelque plaisir l'assurance de mon estime, et le foible témoignage que je me plais à vous en offrir *. Sur ce, je prie Dieu qu'il vous ait en sa sainte et digne garde.

Signé, FRÉDÉRIC GUILLAUME.

Seconde lettre du même Prince.

J'ai reçu le petit ouvrage que vous m'avez adressé. Nous avons des titres actuellement à vos productions, et l'Académie de Berlin s'en honore. Je vous remercie en mon particulier de votre présent, et prie Dieu qu'il vous ait en sa sainte et digne garde.

Postdam, le 29 novembre 1803.

Signé, FRÉDÉRIC GUILLAUME.

* La magnifique médaille d'or offerte au citoyen Imbert-Delonnes, par le Roi de Prusse, porte d'un côté l'effigie de ce Prince; on lit au revers : *Scientiarum et litterarum incremento.*

d'apprendre que j'en aie fait cesser
l'usage avec le plus grand succès dans
des cas même où des médecins éclairés
l'avoient cru très-utile. J'ai prouvé de

---

*Épître à M. Imbert-Delonnes; par M. le Baron
d'Arbaud de Jouques.* (Page 87 de ses Poésies.)

> Sur un lit de douleur , une mère adorée
> Autour d'elle voyoit sa famille éplorée ,
> Et seule , elle fixoit un œil ferme et serein
> Sur ses jours précieux penchans vers leur déclin.
> Le mal , dont chaque jour aigrissoit la furie ,
> Sans doute , alloit briser les ressorts de sa vie ;
> Sa famille s'assemble , et d'un dernier effort ,
> Ose la disputer aux ombres de la mort.
> Un frère la préside , accablé de tristesse ,
> Tout plein des souvenirs d'une longue tendresse.
> Ses enfans , et les fruits de ces hymens heureux
> Dont sa main maternelle avoit tissu les nœuds ,
> Tous attendent , plongés dans la douleur commune.
>
> On invoque les dieux dans l'extrême infortune.
> Frappés des coups du sort, les malheureux mortels
> Abritent leurs douleurs à l'ombre des autels.
> « Un dieu , jadis , rendit Alceste à sa famille.
> » Invoquons sa puissance. » On dit ; et l'espoir brille.
> On accourt à son temple ; on le jonche de fleurs.
> L'autel couvert d'encens est arrosé de pleurs.
> On prie ; eh ! quelle douce et puissante prière

cètte manière combien il étoit absurde de croire qu'ayant été une fois
soumis au cautère habituel pendant
plusieurs mois et même des années,

Sort du cœur des enfans pour les jours d'une mère !
Hercule consulté répondit en ces mots :
   « Cesse tes pleurs et les sanglots ;
  » Rassure-toi , famille désolée.
   » A la mère que tu chéris
 » Tu n'élèveras point un triste mausolée ,
 » Et, bientôt, dans ses bras , tranquille et consolée,
 » De l'amour filial tu recevras le prix.

 » Il existe un mortel , dont la vaste science
 » Par d'étonnans succès égale ma puissance.
 » Il se rit, comme moi, de l'avide Achéron.
 » Cours à lui. C'est Imbert. L'Europe sait son nom.
 » Le fer est dans ses mains l'instrument de la vie.
 » Des puissans végétaux les sucs réparateurs
 » Sont aidés par son art , ses soins consolateurs ;
 » Et son âme sensible égale son génie. »

Ainsi parla le Dieu.... Nos vœux sont accomplis.
Des plus doux sentimens tous nos cœurs sont remplis.
A sa tendre famille éplorée , éperdue ,
Par le talent d'Imbert une mère est rendue.
Par lui tous sont sauvés ; et son nom glorieux ,
Aux accords de mon luth , long-temps silencieux ,
Est chanté par la joie et la reconnoissance ,
Des rives de la Seine aux bords de la Durance.

il falloit rester affligé pendant sa vie
entière de cette évacuation dégoûtante, fétide et attentatoire à la vie
même : car la déperdition continuelle
d'une limphe dont la reproduction est
toujours imparfaite, est une perte
irréparable dont il seroit bien difficile
de calculer les suites. Et au lieu de
prévenir, comme on l'a ridiculement
imaginé, ou d'éteindre pour toujours,
par un tel moyen, le principe de certaines maladies, cette excrétion, que
j'ai trouvée pour le moins inutile dans
une infinité de circonstances, devient
ordinairement la source de plusieurs
autres.

Ce que je viens de dire relativement
au cautère habituel, devoit me conduire naturellement à l'examen des
autres évacuations de même espèce,
et dont on fait également trop d'usage
puisqu'elles ont les mêmes inconvéniens. Je veux parler ici des vésica-

toires , du sain-bois , du séton. Mais
si l'on doit condamner l'abus de ces
divers remèdes, je dois dire pourtant
à leur avantage , qu'ils ont produit
souvent sous mes yeux des effets salutaires dans les premiers temps de certaines maladies dont les symptômes
s'étoient annoncés d'une manière effrayante. Ainsi loin de les bannir de
la bonne médecine, j'invite au contraire les praticiens à les employer
dans ces momens opportuns que l'expérience et l'observation leur auront
appris à distinguer, pourvu toutefois
que les excrétions n'en soient point
trop prolongées.

Quoique dans le plan de cet ouvrage
je n'aie pas dû m'occuper de la saignée
et des sangsues , ces moyens appartiennent pourtant à l'art de guérir, et
nous ne craindrons pas de dire qu'ils
sont bien au-dessous des éloges qu'on
s'est plu à leur prodiguer. Il est vrai

que la déplétion subite des vaisseaux
sanguins a produit par fois des effets
miraculeux dans certaines maladies
aiguës qu'on n'a point appris à dompter encore par d'autres remèdes ; mais
il est également vrai que les médecins
nourris de la doctrine d'Hippocrate,
de Galien, de Sydenham, de Boerrhaave, ont resté beaucoup trop partisans de ceux-ci, qui traînent à leur
suite des maux dont l'habitude ou
l'empirisme ont empêché d'apercevoir
la véritable source.

Ces différentes remarques sur les
exutoires habituels, la saignée, les
sangsues, qui naissent d'une longue
suite d'observations, m'ont paru de
nature à pouvoir opérer dans la clinique une réforme qui doit être d'un
grand avantage. En effet, l'histoire
des maladies aiguës nous apprend
qu'un très-grand nombre de ces maladies a souvent guéri sans qu'on ait

pensé à désemplir les vaisseaux sanguins; et si l'on consultoit à cet égard
les partisans les plus modérés de la
médecine expectante, ils diroient tous
avoir obtenu des résultats propres à
nous fortifier dans cette opinion.

Quant aux observations qui ont
été faites sur divers phénomènes des
maladies chroniques, elles prouvent
complétement que plusieurs d'entre
elles n'ont été heureusement terminées, que lorsqu'un médecin habile,
renonçant aux divers exutoires et à
toutes ces formules pharmacéutiques
qui se ressentent encore des temps reculés, se bornoit à prescrire un régime
sage, restaurant, et à la faveur duquel
la nature recouvroit tous les droits
qu'elle sembloit avoir perdus.

Cette dernière vérité n'avoit point
échappé à Celse (16), et, comme lui,

---

(16) *In his quoque, in quibus medicamentis*

plusieurs médecins très-célèbres n'ont pas oublié de la consigner dans des ouvrages qui , en renfermant des grands préceptes de notre art, seront immortels comme leurs auteurs (17).

---

maxime nitimur , quamvis profectus evidentior est , tamen sanitatem et per hæc frustra quæri et sine his reddi sæpè , manifestum est. Sicut in oculis quoque deprehendi potest , qui a medicis diu vexati , sine his interdum sanescunt. Cels. lib. 7 , pag. 405.

(17) *Praxeos medic. Riverii, lib. II, cap. VIII de ophthalmia.*

Quanto plures remediorum usus necat, quam tota vis impetûs morbi. Baglivii opera, pag. 34.

Si nos contemporains éclairés ont fait tant d'heureuses réformes dans la prescription des médicamens, qu'ils ont réduits à un petit nombre ; s'ils ont adopté jusqu'à un certain point les systèmes de Pringle, de Voullonne, de Brown , etc. nous devons espérer de voir renaître ce temps heureux de l'antiquité, célébré dans un ouvrage qui , né au sein de la bonne médecine , appartient de droit à toutes les

Les grands succès qu'on obtient si souvent à la suite des eaux minérales, et surtout dans les maladies qui sont du ressort de la médecine interne, ne

---

sciences par l'intérêt qu'il respire sur un objet véritablement utile.

« La médecine de Chiron étoit celle de l'âge
» d'or ; elle nous retrace des mœurs simples,
» une vie frugale, exercée, sujette à peu de
» maladies, ou à de maladies bénignes. On
» n'avoit point encore inventé l'art de tour-
» menter les malades par tant de drogues,
» dont le sentiment est souvent plus insuppor-
» table que le mal qu'on éprouve.

» La gaîté est la compagne de la santé : on
» ne pensoit donc qu'à entretenir ou à rétablir
» leur union. Nos médecins se bornent à la
» recommandation du précepte. Chiron le
» mettoit en pratique. La lyre sous ses doigts
» (au rapport d'Ovide) rendoit des sons qui
» chassoient les maladies ; si ce remède n'étoit
» pas toujours efficace, du moins il étoit agréa-
» ble, souvent utile, jamais dangereux.

» Sous un extérieur féroce, Chiron cachoit
» l'âme la plus sensible, le caractère le plus

les doit-on pas un peu à la cessation
des autres remèdes, qu'on interdit
pour l'ordinaire pendant l'usage de
ces eaux ? Joignez à ce dernier bien,
la dissipation des voyages, le changement de climat, les variétés de l'at-
mosphère, des visages, des sites, et
surtout l'espoir qu'on éprouve en
voyant sur le sol même de ces eaux
une multitude de prodiges qu'elles

» doux et le plus humain : ses talens et ses
» mœurs lui méritèrent d'élever la jeunesse la
» plus distinguée de son temps. Sa demeure
» étoit un antre du mont Pélion, où il donnoit
» ses leçons sur la chirurgie, qui entroit alors
» dans l'éducation des jeunes gens destinés à
» la profession des armes : car des mains accou-
» tumées à porter le sceptre, ne dédaignoient
» pas de s'employer au soulagement de l'huma-
» nité. L'antre de Chiron fut une école de héros
» chirurgiens, parmi lesquels on compte Her-
» cule, Aristée, Télamon, Téucer, Achille et
» même Esculape. » *Hist. de la Chirurgie, par
Dujardin.*

ont opérés dans des maladies de toute espèce.

Il faut pourtant convenir de bonne foi qu'il existe des guérisons surprenantes qu'on auroit tort de refuser aux vertus bien reconnues des eaux minérales ; aussi loin de vouloir douter de ces sortes de miracles, j'invite au contraire les médecins des lieux où ils s'opèrent, à les recueillir exactement toutes les saisons, afin que cette série de faits soit publiée au profit de l'humanité, comme à l'honneur du médecin qui, en dirigeant les bons effets de ces eaux pendant la maladie, console en même temps les individus qu'elle afflige.

Mais après avoir annoncé au frontispice de cet ouvrage, *de nouvelles considérations sur le feu dans ses divers rapports avec l'économie animale, l'apologie de ce remède comparé avec les caustiques, et des réflexions*

4

critiques sur le cautère habituel, je ne
dois plus me laisser entraîner vers
d'autres matières qui, malgré moi,
pourroient m'éloigner d'un sujet déjà
bien intéressant, et peut-être au-dessus de mes forces.

Je puis dire cependant que dans ma
grande jeunesse, et tenant d'une main
les élémens de rhétorique, un père
justement chéri, plaçoit souvent dans
l'autre les œuvres d'Hippocrate, avec
lesquelles il sut m'accoutumer sans
peine ; aussi ayant connu de bonne
heure les grandes vertus du cautère
actuel, qu'on trouve consignées dans
toutes les pages de cet écrivain sublime, j'ai dû en faire un très-grand
usage dans les divers pays de l'Europe
que j'ai parcourus, tant en ma qualité de chirurgien en chef de régiment
et des armées, qu'en celle d'inspecteur-général du service de santé.

C'est donc le résultat d'une longue

expérience qui a produit ce travail.

Dans la première Partie, j'ai fait mes efforts pour rétablir dans tous ses droits le cautère actuel, le plus sûr et l'unique remède qu'on puisse employer contre une infinité de maladies qui, sans lui, auroient été incurables.

Dans la deuxième, j'ai prouvé le danger du cautère habituel, du séton, des vésicatoires, de la saignée, des sangsues, dans l'abus fréquent que l'on en fait; et j'ai manifesté mes vœux relativement à ces puissans remèdes, qui néanmoins, réduits aux circonstances d'utilité reconnue, occupent une place distinguée parmi les grands moyens de guérir.

Les preuves que j'ai tâché de répandre dans tout le corps de l'ouvrage, seront, je l'espère, sans réplique. A l'exemple de Paré (18), de Thomas

_____

(18) « Le Roi étant à Bordeaux, dit Paré, je

4.

Hope (19), et de plusieurs autres écrivains recommandables qui ne veulent
pas qu'on se permette le plus léger
soupçon sur la vérité des faits qu'ils
avancent, j'ai nommé une partie des
malades qui, m'ayant permis de le

» fus appelé avec MM. Chapelain, premier
» médecin du roi, Castellan, premier médecin
» de la reine, de la Farre, Lambert, pour
» donner conseil à une demoiselle, etc. » Page
425, ch. 3.

Paré a guéri, en présence de Jacques Houlier,
médecin habile, un épileptique, par l'usage du
cautère actuel; et l'on voit avec plaisir que la
franchise de ce grand homme le porte à citer
les témoins oculaires de ses grandes opérations.

(19) M. Hope, médecin anglais, en parlant
d'une opération curieuse et difficile, de laquelle
il obtint un grand succès, en rend compte de
la manière suivante : « Le 30 juin 1744, en
» présence des docteurs Lowis, Dundass,
» Marc Forlane, Young, Cunningham, je fis
» l'opération de la manière suivante. » (Voy.
les Transactions philos. ann. 1744.)

faire, ont été l'objet de ma tendre sollicitude : j'ai également nommé ceux des médecins que j'ai associés au bonheur de les avoir conservés à la vie.

J'ose espérer que cette précaution sera vue sans peine de la part de toutes les personnes qui aiment les progrès des arts et des sciences utiles. Il n'est que trop ordinaire, en effet, de voir nombre d'auteurs sans titres, sans moyens, et toujours empressés à débiter comme des vérités certaines, une infinité de mensonges, de paradoxes, qui, bien ou mal déguisés et toujours enfans de leur imagination romanesque, les font ridiculement prétendre à l'établissement d'une doctrine, ou du moins de quelque système.

Si malgré cette précaution, et malgré la dialectique que j'ai pu employer pour faire adopter mes principes sur

le cautère actuel ou le feu si justement
préconisé (20), je n'obtiens pas des
résultats plus heureux que les auteurs
des savans ouvrages dont j'ai parlé,
j'aurai au moins démontré le besoin
qu'on auroit d'un travail plus élo-
quent sur cette matière. Mais comment concevoir l'entreprise d'un pareil travail, dont les fondemens ne
peuvent être pris que dans une grande
masse d'observations, si les médecins
qui seroient à même de les fournir,
persistent d'une part dans l'éloigne-
ment et le dédain même d'un moyen
de guérir auquel l'école d'Hippocrate
et celle de Boerrhaave ont donné tant

---

(20) Le feu fut le dieu et le remède des premiers âges du monde. L'histoire nous montre
les peuples les plus anciens, tantôt adorant cet
élément comme l'âme de l'univers, comme le
père de la nature, tantôt recourant à son acti-
vité naturelle pour se délivrer de la plupart de
leurs maladies. *Pyrotechnie de Percy, pag.* 11.

d'éloges ? et si, relativement à l'abus qu'on fait du cautère habituel, de différens exutoires, de la saignée et des sangsues, qui, selon nous, sont d'un intérêt bien majeur à l'art de guérir, on se refuse à l'évidence des faits constatés par les preuves les plus solides ?

On a dans tous les temps éprouvé de grandes difficultés à fixer invariablement l'opinion générale sur des vérités particulières. Cependant, j'ai le plus grand désir de porter dans l'esprit de mes lecteurs une conviction parfaite, en faisant l'histoire des guérisons peu ordinaires que j'ai eu le bonheur d'obtenir. Et j'ose espérer que ces guérisons bien connues par le caractère indélébile dont on ne pourra les priver, dissiperont, comme un soleil bienfaisant, ces brouillards vénéneux que

le pyrrhonisme se plait trop souvent
à répandre sur l'horizon des connoissances humaines.

———

CONSIDÉRATIONS

SUR LE

CAUTÈRE ACTUEL ;

APOLOGIE DE CE PUISSANT REMÈDE COMPARÉ AVEC
LES CAUSTIQUES ; RÉFLEXIONS CRITIQUES SUR
LE CAUTÈRE HABITUEL , LES EXUTOIRES , LA
SAIGNÉE , LES SANGSUES ; OBSERVATIONS SUR
PLUSIEURS MALADIES GRAVES.

———

LES plus grands maîtres de l'art de
guérir, ceux qui par de savans écrits,
enfans du travail et de l'expérience ,
nous ont transmis les meilleurs documens de cet art divin , ont prouvé
que le *cautère actuel* ou le feu , est le
remède le plus sûr contre une infinité
de maladies.

« Le fer guérit à défaut des médi-
» camens ; le feu guérit à défaut du
» fer ; et les maux qui résistent au
» feu sont des maux incurables. »

C'est ainsi que s'exprime le Prince de la médecine, et avec lui tous ceux qui ont eu à leur disposition les grands secrets de cette science utile (1).

Par le cautère actuel, on entend l'application plus ou moins étendue, plus ou moins profonde d'un fer rouge de toute forme sur une ou sur plusieurs parties du corps, dans la vue d'attirer vers cette même partie une suppuration efficace, et détruire, par cet heureux moyen, une humeur déjà fixée ou prête à se fixer sur un organe dont les fonctions intéressent la vie.

---

(1) *Quæ medicamentum non sanat, ferrum sanat; quæ ferrum non sanat, ignis sanat; quæ ignis non sanat, sunt insanabilia.* Hippocr. Aph. ult. sec. VII.

Nullum remedium præstantius est igne. Barth. Magius, de vulner.

In igne secretum omnibus vitiis expugnandis maximum. Fabricii Hildani, Pyrotechn. p. 146.

On applique également le feu pour exciter la vitalité ralentie dans les différentes parties d'un corps dont la puissance motrice se laisse abatire. Enfin le feu s'emploie dans les maladies du ressort de la médecine interne, comme dans celles de la médecine opératoire.

Ainsi donc, le fer rougi par le feu et appliqué dans cet état brûlant sur les parties vivantes qui en sont susceptibles, est connu sous le nom de *cautère actuel,* parce qu'il agit, dans l'instant même, de la manière dont on veut le diriger, et sans autre secours que la main et la sagacité de celui qui l'applique.

C'est le remède qu'on a préconisé de tous les temps, après en avoir retiré les plus grands avantages. C'est ce moyen que les Egyptiens, les Grecs, les Latins, les Arabes, les Chinois, les Japonais, les Lapons, les Scythes, les Sauromates , les Perses , les Thessaliens , les Arméniens , les Indiens , les Français , les Nations les plus éclairées et les Nations les plus ignorantes , ont regardé comme une des merveilles des siècles passés , comme un bienfait de la Providence.

Cependant le cautère actuel a paru tomber dans l'oubli : il est même devenu effrayant pour une infinité de médecins qui , l'ayant jugé trop douloureux pour en faire usage , se sont flattés de pouvoir le remplacer par d'autres moyens (2).

Mais les vétérinaires n'ayant eu aucune raison de se ralentir sur l'emploi du cautère actuel , l'ont trouvé d'un succès constant. Ils ont même

---

(2) Nous sommes contraints d'employer le cautère potentiel , parce que les malades abhorrent le fer ardent par leur délicatesse efféminée. *Paré , page* 462.

multiplié les occasions d'en faire usage sur les animaux de plusieurs espèces, et l'hippiatrique a gagné depuis plus d'un siècle ce que la foiblesse ou le préjugé ont fait perdre à la médecine.

Les grands succès du cautère actuel étoient pourtant consignés dans les meilleurs auteurs. Ils n'ont pu être ignorés de ceux qui, s'étant dévoués à l'étude de la médecine, ont dû s'instruire sur les vérités premières de cette science.

Il auroit donc été difficile que les médecins éclairés, n'ayant point assez de courage pour mettre à profit le cautère actuel, eussent entiérement renoncé aux grands avantages que leurs prédécesseurs avoient obtenus de ce puissant remède.

En conséquence ils ont compris la nécessité de se procurer des topiques qui, n'étant point offerts à leurs malades sous la forme du feu, pussent néanmoins conduire à des résultats à-peu-près semblables.

Mais par les effets quelquefois nui-sibles de ces remèdes, il est prouvé qu'on a resté loin du but qu'on vou-loit atteindre.

C'est à la combinaison de ces diffé-rens topiques qu'on a cru devoir don-ner ensuite le nom de *cautère poten-tiel*, de *caustiques, corrosifs, escaro-tiques*, lesquels, agissant avec une puissance qui leur est propre, opèrent la destruction de la partie du corps sur laquelle on l'applique, dans l'in-tention d'en obtenir cette brûlure qu'on a cru pouvoir assimiler à celle du cautère actuel.

Pour borner les effets du cautère potentiel, qui occuperoit un espace souvent plus considérable qu'on ne voudroit, on place sur un endroit fixe et déterminé de la partie de la peau qu'on veut soumettre à l'action de ce violent remède, un emplâtre gommé, au centre duquel on pratique une ouverture qui donne à-peu-près la dimension de la brûlure qu'on veut obtenir : je dis à-peu-près, parce que cette brûlure est toujours un peu plus considérable que l'ouverture à travers laquelle on l'obtient.

On met ensuite sur la partie du corps correspondante, le médicament corrosif qui doit suppléer au cautère actuel. La partie lymphatique et séreuse qui s'échappe, par l'insensible transpiration, de la surface du corps soumise à l'action du corrosif, et la douce chaleur de cette surface, suffisent pour déterminer la dissolution de ce médicament, dont l'effet est une escarre proportionnée à la nature et à la dose du remède qu'on a mis en action.

Quoiqu'on ait désigné sous le nom de *pierre à cautère*, le topique dont on use ordinairement pour obtenir cette escarre, on se sert aussi d'une autre composition, à laquelle on a donné assez improprement le nom de *pierre infernale* (nom que la chimie moderne s'est crue en droit de réformer comme beaucoup d'autres), parce que cette pierre a également la propriété brûlante (3).

Indépendamment de ces deux caustiques, plusieurs médecins en avoient adopté d'autres qu'ils préféroient à ceux-ci, soit qu'ils ne les eussent point à leur disposition, soit qu'ils ne fussent point encore connus.

Hippocrate employoit le suc de

---

(3) La pierre infernale ou le nitrate d'argent, est le caustique le moins imparfait. J'en fais un usage journalier dans le traitement des plaies qui suivent les grandes opérations, et j'en ai obtenu des guérisons extraordinaires, comme on le verra dans des observations qui font partie de cet Ouvrage.

tithymale et le vert-de-gris ; Théo-
phraste, le lierre brûlé sur la partie
qu'on vouloit cautériser ; Cœlius
Aurélianus, la racine de saponaire ;
Aétius, celle d'origan ; Paul d'Égine,
celle d'aristoloche.

Ambroise Paré avoit également
adopté divers caustiques dont il faisoit
un grand usage ; mais il avoit la plus
grande confiance à un de ces remèdes
qu'il a nommé *cautère de velours*, et
dont il a donné la composition dans
son grand Ouvrage (4).

Il seroit inutile d'entrer dans de
plus longs détails relativement à d'autres caustiques qui ont été employés,
et toujours dans la vue d'obtenir des
escarres salutaires. Nous dirons seulement que l'action de ces caustiques
est plus douloureuse, plus lente et

(4) Voyez le Cautère de Velours de Paré,
pag. 730.

5

moins sûre que celle du cautère actuel, qu'on a trop redoutée ; qu'ils sont en même temps sujets à des inconvéniens fâcheux, en exceptant néanmoins la pierre infernale, dont l'application peut se comparer en quelque manière à celle du feu, puisqu'elle borne ses effets aux parties qu'elle touche.

Quelquefois au lieu de brûler avec les caustiques la partie qu'on veut soumettre à une suppuration habituelle, on emploie un instrument tranchant dans le même usage : et quoique ce moyen ne doive être confondu ni avec le cautère actuel, ni avec le cautère potentiel, j'ai pourtant jugé convenable de placer ici le manuel de l'opération qu'on pratique dans cette intention.

Après avoir pincé la peau de la partie sur laquelle on veut établir la suppuration, un aide la pince de son côté ;

on la divise par une courte incision jusqu'au tissu cellulaire. Le manuel de cette opération ne dure pas trois secondes et s'accomplit sans autre douleur que celle que peut produire la pression des doigts, lorsque surtout l'instrument qui la fait a le tranchant qu'il doit avoir. On place ensuite dans la petite plaie un pois d'iris, ou tout autre de forme à-peu-près semblable, et la présence de ce corps produit bientôt un ulcère dont les effets sont salutaires ou fâcheux, comme on pourra le voir dans la suite de notre Ouvrage.

Ces divers moyens de créer une excrétion relative au besoin des circonstances, ne sont pas les seuls dont on ait obtenu des avantages. Nous y ajouterons le seton froid, ou même rougi au feu, le moxa, les ventouses, les vésicatoires, le garou, les épispastiques plantes, les rubéfians, les fumigations, la chaleur enfin qu'on peut transmettre par des linges, par des étoffes, par la cendre, le sable, l'huile, l'eau, par le voisinage ou même le contact du charbon ardent.

Telle est à-peu-près la nomenclature de ces remèdes qui, appliqués dans des momens opportuns, ont pu conduire à un résultat heureux. Nous ajouterons que le choix et l'usage de ces divers moyens exigent le discernement et la sagesse du médecin, et qu'on les place par préférence sur les parties musculeuses ou charnues. Mais il est des circonstances dans lesquelles on peut les placer partout ailleurs, quand on a besoin d'exciter de grandes secousses.

Toujours est-il vrai qu'il faut avoir les notions suffisantes sur le tempérament de la personne qu'on veut soumettre à l'action de ces moyens; car on a vu survenir des accidens,

faute d'avoir prévu l'excessive sensibilité des individus sur lesquels on les
employoit.

D'autres fois ces remèdes ont pénétré trop profondément la partie sur
laquelle ils ont été placés, et les vaisseaux absorbans les ont portés jusques au centre membrano-nerveux
du diaphragme , soit qu'on les ait
employés à trop forte dose, soit qu'on
en ait étendu l'effet sur une surface
trop considérable.

Ces dernières réflexions sur les corrosifs employés comme suppléans du
feu, nous conduisent nécessairement
à parler d'un de ces médicamens dont
l'usage, beaucoup trop répandu, exige
qu'on l'abandonne, ou du moins qu'on
ne l'emploie qu'avec la plus scrupuleuse attention.

Une très-petite dose de ce remède,
plus souvent destructeur qu'utile ,
produit, avec les escarres les plus ter-

ribles, les effets intérieurs d'un poison le plus redoutable et le plus certain. Je veux parler ici du sublimé corrosif.

Il est vrai qu'on n'emploie guère ce violent remède qu'à petite dose et en le mêlant à quelque autre substance, quand il est question d'obtenir des escarres. Mais il arrive trop souvent qu'on l'emploie sans mélange comme repressif, comme rongeant, dans certaines tumeurs ou dans le traitement de quelques vieux ulcères; et cette pratique, à laquelle se livrent encore aujourd'hui certains empiriques, est sujette à des malheurs qu'on n'a point assez fait connoître.

Il est peu de pays où l'on n'ait vu de ces hommes dangereux qui font un emploi journalier de ce corrosif, dans la vue de détruire toute espèce de tumeurs, sans savoir même si ces tumeurs auroient cédé aux moyens d'usage, tels que la résolution, la suppuration, ou l'excision.

Paris surtout a compté dans tous les temps plusieurs de ces hommes qu'on a trop soufferts. Ils ont pourtant exercé de cruels ravages, et la surveillance d'une police bien exacte n'a pu s'y opposer, parce que les maux qu'ils ont produits ont été confondus avec certaines guérisons que le hasard a souvent déterminées.

Ces derniers maux contre lesquels on ne sauroit trop s'élever, il me sera facile de les rendre évidens par quelques observations qui me sont particulières, et par d'autres que j'ai dû prendre dans des Auteurs dont le témoignage ne peut être suspect. M. Pibrac (5) nous en a fourni plu-

---

(5) L'un des chirurgiens de Paris dont les travaux ont enrichi les recueils de l'Académie de Chirurgie.

sieurs qui sont bien capables d'inspirer de l'horreur contre ce fatal
remède.

Première observation de M. Pibrac.

« Un négociant de Nantes vint à
Paris pour se faire traiter d'une tumeur à la partie moyenne et postérieure de la jambe gauche, du volume
des deux poings, et dont le caractère
étoit carcinomateux. Un particulier
qui promit la guérison de ce mal par
l'application d'un remède caustique,
s'empara bien vîte de la confiance des
parens et des amis, qui influe ordinairement si fort sur celle des malades. (On se laisse aisément séduire
par des assurances flatteuses.) Le remède fut appliqué; il fit une escarre.
Déjà le malade se disoit soulagé; il
sentit sa jambe plus légère, et croyoit
la remuer avec plus de facilité qu'au-

paravant. L'empirique emporta une partie de l'escarre au premier panse-ment, avec des chairs fongueuses qui s'étoient élevées en forme de champignon aux parties latérales de la partie cautérisée , et il saupoudra toute la surface découverte avec le sublimé corrosif.

» La végétation si prompte des chairs fit mal augurer M. Pibrac, et ses craintes ne furent que trop justifiées le lendemain matin , car le domesti-que qui vint au lit du malade pour lui faire prendre un bouillon , le trouva mort.

» On pourroit attribuer ce funeste événement à une cause étrangère , continue M. Pibrac, si l'on n'avoit pas plus d'un exemple de l'effet des poisons appliqués à l'extérieur du corps. »

Seconde observation du même Auteur.

« Une jeune demoiselle de huit ans avoit deux loupes, l'une à la nuque et l'autre à l'os occipital. On en fit l'ouverture par l'application de l'esprit de nitre. Après l'évacuation de l'humeur qu'elles contenoient, et qui ressembloit à du suif, on se servit du sublimé corrosif pour consumer le fond du kyste. On en réitéra l'usage, et la jeune demoiselle éprouva un sort plus cruel encore que le sujet de l'observation précédente. Elle mourut le cinquième jour dans les mouvemens convulsifs les plus terribles.

» Les deux faits suivans achèveront de prouver avec quelle promptitude ce médicament peut porter dans le sang les causes les plus meurtrières. »

Troisième observation du même.

« Il y a environ dix ans qu'un homme du Languedoc arriva à Paris, se disant possesseur d'un spécifique contre les cancers, en quelques parties du corps qu'ils fussent situés. Il étoit muni d'attestations qui le recommandoient comme digne de toute confiance. Comment ne pas s'en rapporter aux certificats des médecins et des chirurgiens, confirmés par ceux des premiers magistrats, des commandans de la province, tous témoins oculaires et non suspects des prodiges du nouveau remède ? Celui qui en avoit le secret s'annonçoit d'ailleurs avec assurance : il trouva bientôt des amis pour l'introduire auprès des malades, et il eut accès chez une dame attaquée d'un cancer au sein.

» Trop prudente pour se livrer inconsidérément aux promesses d'un empirique, elle vouloit voir par elle-même les effets du remède. Cet homme lui indiqua la femme d'un cabaretier de la rue des Boucheries-St.-Germain, laquelle étoit actuellement entre ses mains. M. Pibrac accompagna sa malade au logis de la cabaretière, qui étoit fort contente de son état, quoiqu'elle fût très-malade : il proposa au Languedocien de traiter sous ses yeux une autre malade, dont la dame intéressée feroit tous les frais nécessaires.

» Quelques jours après il se présenta une femme robuste, âgée de quarante-neuf ans, qui, quoique douée d'une bonne constitution, en apparence, avoit un cancer ulcéré au sein. On la prépara pendant quinze jours par la saignée, les purgations, les bains ; sa santé n'en souffrit aucune altération.

» Cet empirique procéda ensuite à l'usage de sa poudre blanche ; c'étoit du sublimé corrosif. La malade souffrit après l'application ; les douleurs augmentèrent considérablement , et au bout de quatre heures elles étoient intolérables : il se manifesta à la fois une foule d'accidens , l'oppression , les nausées , le vomissement qui fut porté jusqu'au sang , les mouvemens convulsifs les plus violens; enfin elle souffrit dans toutes les parties du corps une torture affreuse , dont elle ne fut délivrée que le lendemain ma-tin par la mort la plus horrible.

» M. Moreau qui connoissoit le sujet de cette observation, fut mandé avec M. Pibrac pour l'ouverture du cadavre. En se rappelant les symp-tômes qui avoient si cruellement agité la malade, il fut aisé de voir que l'impression de ce cruel remède s'étoit faite sur le genre nerveux ; aussi ne trouva-t-on d'autres dé-sordres que l'épanchement d'une sérosité roussâtre, dont la cavité de la poitrine étoit presque remplie.

« La cabaretière n'eut pas un sort plus heureux ; elle mourut également quelques jours après. »

M. Pibrac, dont le mémoire peint à chaque page cette philantropie précieuse qui voudroit anéantir pour toujours les abus dangereux, ajoute encore, qu'une dame attaquée d'un ulcère chancreux, éprouva une salivation très-prononcée, par la seule application de compresses trempées dans l'eau phagédénique sur l'ulcère, et que cette expérience, qui lui avoit paru suspecte à la première fois, se renouvela trois fois de suite par l'usage de nouvelles compresses qu'on avoit suspendu.

M. J. L. Petit (6), à qui M. Pibrac

(6) Jean-Louis Petit, plus célèbre que tous ses contemporains, a marqué une époque honorable à la chirurgie française dans le dix-huitième siècle.

avoit fait part de cette remarque sur
l'eau phagédénique, dans laquelle il
n'entre qu'une très-petite partie de
sublimé, dit, en pleine Académie,
avoir vu une salivation semblable,
être le symptôme avant-coureur de la
mort, et l'effet d'une application
extérieure du même remède.

Dégnérus, auteur très-estimé,
donne aussi l'histoire d'une dame
empoisonnée par l'application du sublimé corrosif que fit un charlatan,
pour la guérir d'une petite dureté à la
cuisse. Le poison produisit une escarre
très-épaisse, des douleurs violentes,
une tumeur inflammatoire de la grosseur du poing, des angoisses, des
foiblesses, des convulsions effrayantes, et la mort enfin.

Pour prouver à quel point peuvent
porter l'effronterie et la mauvaise foi
ces hommes dangereux, Dégnérus
ajoute, que celui-ci eut l'impudeur

d'accuser par-devant un tribunal, le
médecin ordinaire de négligence ou
de malice relativement à cette mort,
quoique ce médecin n'eût été appelé
que huit jours après l'application de
ces horribles caustiques.

Mais par une suite bien naturelle,
et qui n'est pas toujours la même
dans des événemens de cette espèce
où l'ignorance et la perfidie ont souvent été méconnues, la Faculté de
Médecine de Hâle, que Stahl, Hoff-
man, Junker, Alberti, et autres
grands hommes ont rendu justement
célèbre, condamna le charlatan, et
flétrit d'avance, par un jugement solennel, la témérité de ceux qui ose-
roient employer le même poison.

L'histoire intéressante de cet événement est consignée dans un ouvrage
qu'a publié Dégnérus sur la dyssente-
rie bilieuse, où cet auteur a inséré le
jugement de la Faculté de Hâle.

Après avoir fait connoître les accidens affreux causés par le sublimé
corrosif appliqué à l'extérieur , je
dois dire aussi que les autres caustiques , quoiqu'ils soient moins suspects , exigent néanmoins la plus
grande prudence de la part de ceux
qui veulent en retirer quelque avantage.

« Le cautère potentiel, dit un auteur
moderne des plus recommandables (7),
est un topique corrosif qui , appliqué
sur le corps vivant, et fondu par la
lymphe dont il s'imbibe , divise, détruit les solides , les fluides , et les
change en une matière noire qu'on
appelle escarre. Ses effets secondaires
sont d'enflammer les environs du lieu
où on l'applique, et de produire une

_____

(7) Médalon , tome premier des Prix de
l'Académie de Chirurgie.

6

douleur qui donne quelquefois la fièvre, etc. »

Cet auteur est d'autant plus fondé à faire craindre les caustiques en général, qu'il a déjà parlé (8) d'un jeune homme de trente ans, mort à la suite de l'application de ces moyens sur une tumeur à la région du foie. Le sujet de cette dernière observation mourut dans l'effet même des caustiques ; l'abcès s'ouvrit dans la cavité du ventre, et il y a tout lieu de croire que l'agitation du malade, en conséqence de la vive douleur qu'il souffrit, ne contribua pas peu à accélérer cette ouverture intérieure, qu'on auroit sans doute évitée si l'on eût d'abord ouvert la tumeur avec l'instrument tranchant.

J. L. Petit ne craint pas de dire que les caustiques, dont l'action s'étend

_____

(8) Médalon, *idem*, pag. 129.

sur des parties qu'on voudroit ménager, sont réellement à craindre.

Pigrai nous apprend aussi qu'il a vu périr deux hommes, sur lesquels on avoit essayé de guérir des hernies avec le caustique. Et l'un de ses contemporains que nous aimons à transcrire, redoute avec raison le même remède.

« Les cautères actuels, dit Thévenin (9), sont beaucoup plus sûrs, prompts et sains, que les potentiels, parce qu'ils ne brûlent que ce qu'ils touchent, sans offenser les parties voisines ; même étant ennemis de la pourriture, ils l'empêchent, préservent de putréfaction, consomment et domptent le venin et les qualités malignes qui pourroient être attachées aux parties que touche le venin et

---

(9) Thévenin, Chirurgien du 16ᵉ siècle. Voy. ses OEuvres, page 151, chap. 113.

6.

mauvaise qualité cachée ; ils sèchent l'humidité superflue et corrigent l'intempérie froide et humide.

» Au contraire, l'action des potentiels est variable, tardive, pesante et dangereuse ; car ils ne brûlent pas seulement l'endroit où ils sont appliqués, mais étant échauffés par la chaleur naturelle qui les réduit de puissance en acte, ils impriment leur qualité maligne et vénéneuse, non-seulement aux parties proches, mais quelquefois aussi aux parties nobles, d'où il survient de grands et fâcheux accidens.

» Néanmoins aujourd'hui, par la nonchalance et la timidité des chirurgiens, ou bien par la délicatesse efféminée des malades, ils sont plus usités et pratiqués que les actuels, l'usage desquels est quasi tout perdu. »

D'après les expressions même de Thévenin, on voit qu'il ne balance point à donner une préférence bien méritée au cautère actuel sur les caustiques en général ; et tous les observateurs de bonne foi ne peuvent nier, en effet, que ces derniers ne soient à redouter dans une infinité de circonstances.

M. de la Condamine, si bien connu sous le rapport des sciences, a péri, en 1774, à la suite d'une application de caustiques qu'il avoit réclamée pour se délivrer d'une hernie inguinale. Et si nous voulions recueillir d'autres observations de cette espèce, nous en aurions qui ne seroient pas moins concluantes en faveur des principes que nous voulons rétablir relativement au cautère actuel.

Il est vrai que les reproches faits aux caustiques en ont rendu l'application moins commune ; mais on les emploie beaucoup trop encore, et l'on voit à regret qu'on les préfère au feu, dans quelques circonstances où ce dernier produiroit sans danger cette suppuration qu'on désire avec tant de raison dans les tumeurs sanguinéo-lymphatiques et autres semblables.

« Les ustions, dit M. Fouquet (10), sont préférables, à beaucoup d'égards, aux cautères potentiels, dans l'ouverture d'abcès et dans le traitement de beaucoup de plaies : 1.º leur effet est beaucoup plus prompt et beaucoup plus puissant ; 2.º elles purifient les parties, en absorbent l'humidité, leur redonnent du ton, et les révivifient, pour ainsi dire ; au lieu que l'effet des autres cautères est très-lent, qu'ils ajoutent à l'état d'atonie ou de cachexie de la partie, et que leur vertu est beaucoup moindre. »

La déférence qu'on doit à cette der-

---

(10) Voyez dans l'Encyclopédie, l'art. Ustion de M. Fouquet.

nière autorité, qui s'accorde d'ailleurs avec tant d'autres sur les effets des caustiques, ramenera vraisemblablement les bons praticiens à l'usage du cautère actuel.

Ceux à base métallique, surtout, exigent la plus grande circonspection. Il en est d'autres qui appartiennent aux autres règnes et qui sont également dangereux.

Les mouches cantharides, par exemple, dont on voit néanmoins de bons effets, ont toujours été perfides pour les voies urinaires, par leur qualité agaçante, quelque attention qu'on ait eu de les associer au camphre, au lait, etc.

Ambroise Paré (11), après avoir raconté la mort d'un abbé de son temps, auquel une femme galante avoit administré secrètement une dose

(11) Paré, page 500, chap. 35.

un peu trop forte de ce mauvais remède, nous apprend qu'il faillit perdre également une demoiselle à laquelle il avoit conseillé un vésicatoire
au visage, pour la guérir d'une humeur dartreuse qui sembloit s'être
fixée sur cette partie.

Les différens sinapismes, le sain-
bois ont aussi de grands inconvéniens; il est vrai que leurs effets sont
moins dangereux que ceux des cantharides, mais ils sont au moins insup-
portables par la démangeaison qu'ils
procurent, et cette démangeaison finit
par la douleur et d'autres accidens,
si l'on s'obstine à les continuer trop
long-temps sur certains individus.

D'après tout ce qui vient d'être dit
à l'occasion des divers topiques par
lesquels on a cru pouvoir remplacer
l'application du cautère actuel, on
pourra juger facilement du bien qu'on
feroit en rendant sans délai à la mé-

decine un moyen qu'on employoit jadis avec tant de succès contre les maladies les plus rebelles, et toujours avec une sorte de certitude.

Médalon (12) forme bien ce même désir, en nous disant avec peine que la chirurgie moderne l'a presque entiérement banni ; et M. Percy, qui a suivi de près ce grand praticien dans la carrière chirurgicale, fait à ses contemporains le même reproche (13).

Nous avons dit en effet, d'après l'expérience la plus exacte et la moins contestée, que le cautère actuel ne dépasse jamais le lieu de la partie sur lequel on l'imprime, avantage qu'on est bien loin d'accorder aux caustiques.

Par une suite de cette expérience toujours si précieuse, nous savons

---

(12) Page 50, tom. I. des Prix de l'Académie de Chirurgie.

(13) Percy, page 22 de sa Pyrotechnie.

aussi que la douleur, si elle est vive au moment de l'application du feu, reste fixe et déterminée à l'endroit brûlé; qu'elle disparoît peu d'instans après, et qu'au moment même où l'application du feu est faite, la nature est heureusement sollicitée à transporter vers la partie cautérisée les différens fluides dont l'exaltation, l'excès ou la dépravation constituoient le désordre général en provoquant la destruction du malade.

Ces prodiges du cautère actuel dans le traitement de diverses maladies aiguës qu'on avoit regardées comme très-dangereuses, on les a produits quelquefois, à la vérité, par les vésicatoires; et comme tous les praticiens, nous l'avons observé nous-mêmes. Mais aussi nous devons dire avec la même impartialité, que les vertus de ces derniers exutoires sont très-inférieures à celles du cautère actuel.

Il est bien évident que celui-ci porte une action précise, prompte et rapide comme le feu dont il émane, non-seulement dans toute l'épaisseur de la peau qu'il détruit à l'instant dans son intégrité, mais encore dans le tissu cellulaire et dans le corps propre des aponévroses, des muscles, des glandes et des nerfs.

Ces divers avantages du feu avec lesquels Galien sembloit familier, ont fait dire à ce célèbre auteur qu'il n'en craignoit point l'application sur la région de la matrice dans les grandes douleurs d'entrailles, et cette opinion de Galien a déterminé d'autres auteurs très-estimables à recommander l'emploi de ce moyen dans la passion iliaque même.

Si l'on m'accorde avec justice, que par une application plus ou moins étendue, plus ou moins pénétrante du cautère actuel sur une partie vi-

vante, on puisse produire artificielle-
ment une tumeur inflammatoire, il
sera facile de juger que la marche de
cette tumeur ayant aussi son caractère, ses diverses périodes, cette insertion, cette sorte d'inoculation, ou si
l'on aime mieux, cette *vaccination
tumorale* jouira sans doute de tous
les grands avantages que la nature
donne seule lorsque les tumeurs spontanées sont une suite de sa prévoyance
pathologique.

Occupée sans cesse de la dépuration du sang, de l'équilibre des humeurs, la nature fait des efforts cons-
tans pour conserver cette harmonie
qui constitue la santé parfaite.

Mais lorsque par des causes qu'elle
n'a pu éloigner, il arrive un désordre
dans l'économie animale, elle tra-
vaille, et presque toujours efficacement, si elle n'est point contrariée,
à créer ces dépôts véritablement criti-

ques, ou d'autres évacuations heureuses, qu'on ne doit jamais voir sans admiration terminer les maladies les plus graves, ces maladies enfin que des médecins prudens n'avoient pas craint d'annoncer comme mortelles.

D'autres fois, impuissante dans ses désirs par les grands obstacles qu'elle ne peut vaincre seule, la nature les manifeste à ceux de ses enfans chéris qui, par une suite de méditations, de travail, ont appris l'art heureux de la seconder.

Ainsi donc, on peut donner comme un document certain, que, dans toutes les circonstances où l'on désire la fin de ces symptômes alarmans qui se multiplient dans les maladies en général, on doit placer dans des lieux indiqués par ces mêmes symptômes, un ou deux, et même un plus grand nombre de cautères actuels.

C'étoit ainsi que la médecine ancienne parvenoit à guérir les douleurs les plus violentes, les maladies chroniques les plus rebelles. Et certes, ce moyen de guérir n'auroit pas eu tant de vogue, si ceux qui nous l'ont transmis ne l'avoient pas reconnu autant efficace.

Les premiers effets d'une tumeur artificielle, dont on peut fixer l'étendue d'après le besoin présumé du malade, seront d'affoiblir les symptômes de la maladie, pourvu, toutefois, que dès son principe les organes essentiels à la vie n'aient pas encore éprouvé cette affection mortelle malheureusement si fréquente.

On sait que le feu produit d'abord la destruction des parties qu'on lui soumet; on sait aussi que dans l'endroit brûlé il s'établit à l'instant même une inflammation indispensable pour la séparation de l'escarre, et que ce travail qu'on assigne de cette manière

à la nature, s'il n'est pas en tout conforme au travail d'une suppuration
critique, qui seroit préférable sans
doute, n'en diffère point assez pour
qu'on puisse l'accuser de contrarier
les vues de cette mère attentive et
bienfaisante.

Ce travail est prompt ; l'action du
cautère actuel se fait apercevoir dans
l'instant ; il produit, par rapport au
fluide contenu dans les tubes sanguins
et lymphatiques, un effet semblable
à celui d'une éponge qui absorbe à nos
yeux le fluide avec lequel on la met
en contact, et prépare dans l'instant
même cette suppuration qu'on voit
ensuite inonder la plaie qui succède
à l'escarre.

Pigrai (14), en parlant du feu, ne
craint pas d'avancer qu'il préserve

(14) Voyez ses Œuvres, page 710.

de la peste, en ce qu'il ouvre un égout salutaire à tout le corps, mais encore une voie à la *vapeur vénéneuse* contenue dans les veines.

Pigrai regarde donc le cautère actuel comme un moyen d'attirer les humeurs des parties prochaines et lointaines qui se convertissent en sérosités.

Cet homme habile ne craignoit pas de l'appliquer profondément; son expérience, jointe à celle d'Ambroise Paré, son illustre maître, lui avoient appris que cette manière de brûler étoit moins douloureuse que celle qui se bornoit à la superficie de la peau.

« Une profonde brûlure n'est tant
» douloureuse qu'une qui est super-
» ficielle, ce que l'expérience quoti-
» dienne montre en ceux qui sont
» cautérisés; car tôt après la cautéri-
» sation ne sentent que bien petite
» douleur. »

D'ailleurs l'application d'un ou de plusieurs cautères actuels dans des circonstances où le besoin pressant d'une grande dérivation se trouveroit indiqué, n'excluroit pas l'usage des caustiques, des vésicatoires, et des autres moyens qui réunissent à leur vertu dérivative une plus grande masse de cette excitation si nécessaire quand on veut provoquer subitement une violente crise (15). Aussi quelque éloge que nous donnions au cautère actuel, nous sommes bien loin de le regarder comme un exutoire qui doit

---

(15) Cet usage de multiplier les exutoires est en toute vigueur chez les médecins anglais. J'ai vu surtout dans les hôpitaux de Londres, en 1785, des malades qui avoient le dos et les lombes couverts de vésicatoires. Je n'oserois affirmer qu'on fait un très-grand abus de ces moyens, n'ayant point assez observé ceux des individus soumis à de pareils ulcères, qui sont au moins très-douloureux.

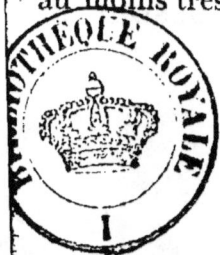

7.

annuler tous les autres ; nous crain-
drions trop de nous assimiler à ces
hommes qui ne veulent connoître
d'autres remèdes que ceux qui sont
enfans de leur imagination.

Il est évident, sans doute, que le
plus grand nombre de ces remèdes
qu'on a cru pouvoir employer pour
obtenir une heureuse révolution dans
certaines maladies , empruntent du
feu même ou de ses principes, les
qualités dont ils sont doués.

Lémery appelle ces principes , par-
ticules ignées : Stahl , dans sa profonde
théorie sur les phlogistiques , les fait
entrer partout. Beaumé les regarde
comme le feu lui-même ; et quoique
Meyer les nomme *acidum pingue* ou
causticum, c'est toujours le feu qu'on
trouve combiné avec les diverses substances, avant, pendant ou après les
différens états de saturation.

Mais nous n'avons pas besoin de

faire ici l'analise des caustiques qu'on trouve dans les différens règnes, ou de ceux que l'on crée par des préparations chimiques. Il suffit de savoir qu'ils agissent avec plus ou moins de lenteur, et que leur puissance s'exerce premièrement sur la peau, ensuite sur le tissu adipeux, et qu'ils arrivent successivement, si l'on veut, aux membranes, aux parties musculeuses, tendineuses, aponévrotiques, nerveuses, etc.

Comme le feu, les caustiques portent le caractère de la destruction dans le lieu où on les place, en même temps qu'une inflammation dans les parties qui les avoisinent. Mais leur action lente, et cependant très-douloureuse, dépasse toujours les effets qu'on vouloit en obtenir, quoiqu'ils aient été dirigés par une main habile; et ce dernier inconvénient n'est point applicable au cautère actuel.

7.

Ce parallèle, qui est tout à l'avantage du feu, m'a fait appliquer ce dernier sur les parties du corps les plus délicates et les plus susceptibles d'inflammation ; et je puis bien assurer n'avoir jamais eu à me plaindre de ce puissant moyen, avec lequel j'ai obtenu le succès le plus satisfaisant toutes les fois que j'ai pu en porter l'effet dans les divers points de la maladie que j'avois à détruire.

Observation.

Une petite fille de dix mois, jolie et réunissant toutes les grâces de son âge, avoit une tumeur à la partie supérieure et interne du bras gauche, de la grosseur d'un œuf de pigeon. Cette tumeur s'enfonçoit dans le tissu cellulaire qui avoisine le tendon du grand pectoral, le plexus brachial et l'artère de ce nom.

La maladie , qui paroissoit s'être développée avec le fœtus même, avoit, à la naissance de l'enfant, la couleur, le volume et la forme d'une très-grosse fraise, enfoncée à moitié dans la peau. On auroit pu la classer parmi ces tumeurs que les bonnes femmes disent être des envies de grossesse. De petites pulsations qu'on y sentoit à divers endroits quelques mois après la naissance , et son accroissement sensible, annonçoient une organisation particulière et le besoin urgent de la détruire.

Au premier aspect de la maladie , il étoit facile de juger que cette tumeur étoit de nature à devoir être soumise à l'action du feu , lorsqu'on en auroit enlevé avec le bistouri la partie saillante, c'est-à-dire , environ la moitié de la masse dont elle étoit composée.

Ainsi donc, après ce préliminaire ,

j'employai le cautère actuel , que j'ap-
puyai assez pour brûler la partie res-
tante qui se présentoit comme un pe-
loton de glandes parsemées de petits
vaisseaux , parmi lesquels se trou-
voient des artérioles. Après avoir détruit , à la faveur d'un petit bouton de
feu arrondi , à-peu-près toute cette
tumeur parasite , je crus prudent de
le tenir un moment fixé dans son
centre , pour y produire une dépression suffisante , et m'opposer à une
nouvelle végétation des corps glanduleux dont elle étoit formée. Je plaçai
ensuite un appareil très-simple , composé de charpie , de compresses , le
tout enveloppé d'un bandage circulaire.

La petite malade n'eut pas l'air
d'éprouver une vive douleur pendant
le manuel de l'opération , qui dura
environ 20 secondes. Elle prit l'instant d'après le sein de sa nourrice , et

s'y endormit sans se plaindre, comme pour nous dire qu'elle jouissoit du calme le plus profond. Son réveil fut marqué par une gaieté qui lui étoit ordinaire, et depuis l'instant de cette opération jusques à celui de sa guéri-son parfaite, ce petit être intéressant put faire usage de son bras tout comme auparavant, sans donner le moindre signe de douleur ni de gêne à la partie opérée.

J'avoue que jamais je n'avois em-ployé le cautère actuel sur un individu de cet âge, et l'on ne sera pas surpris d'apprendre de ma franchise, que n'ayant pas une sorte de certitude d'appliquer le feu à ce degré heureux qui détruit entièrement le mal sans compromettre l'action musculaire, je m'arrêtai là où je jugeai que l'escarre et la suppuration des surfaces soumi-ses à l'action du feu pourroient être suffisantes, en me réservant de soumettre le reste à la pierre infernale.

La suppuration s'établit à merveille, sans fièvre et sans le moindre orage ; des petites escarres se détachèrent dans le temps marqué ; la guérison fut complète le quarantième jour, et la cicatrice se connut à peine trois mois après.

Quoique des faits par lesquels on peut prouver les avantages qu'a réellement le cautère actuel sur les autres moyens de guérir , n'aient besoin d'autre garant que la bonne foi du praticien qui se fait un devoir de les publier, j'ai cru néanmoins qu'en raison de son extrême jeunesse mes lecteurs apprendroient avec plaisir le nom de l'aimable enfant qui fait le sujet de cette observation (16).

(16) Mlle d'Artigues de Cavaillon (département de Vaucluse), dont le respectable père, ancien lieutenant de vaisseau , est bien aise

Observation.

Le même jour de cette opération, j'appliquai le feu sur Madame ** , âgée d'environ 60 ans, qui portoit depuis longues années, au front, des verrues carcinomateuses, avec une suppuration fétide et dégoûtante. Le succès fut le même, et cette dame supporta, sans se plaindre, l'application de ce moyen beaucoup moins douloureux qu'on ne croit (17).

---

que ce nouveau succès du cautère actuel soit connu, afin de rendre à ce moyen de guérir la réputation qu'il a perdue.

(17) Ces deux opérations ont été faites en présence de M. Liotard, médecin, et de M. de Bournissac, maire de la ville de Cavaillon.

Observation.

Dans le courant de la même année (1805), j'employai avec le même succès le cautère actuel, en faveur de M. de Guillaumont, âgé de 72 ans, à Carpentras (Vaucluse). La tumeur qui réclamoit ce moyen victorieux, étoit d'un mauvais caractère par sa nature et par la place qu'elle occupoit. Elle étoit située sur l'os propre du nez, du côté gauche, entre le cartilage et l'angle interne de l'œil. Elle avoit le volume d'une petite noix ; elle suppuroit d'une manière incommode et désagréable, et la nombreuse famille de ce respectable vieillard craignoit, avec raison, les progrès de cette maladie qui est si souvent mortelle. Après avoir enlevé avec un bistouri toute la partie saillante de la tumeur, je procédai à l'application du feu. Ce moyen prépara la bonne suppuration

que je désirois ; le traitement fut néanmoins un peu plus long que les autres,
en raison de l'âge du malade et d'un
vice rachitique prononcé depuis son
enfance ; mais la cicatrice fut parfaite,
sans la moindre difformité. Deux fois
il s'étoit fait une petite végétation fongueuse dans un des bords de l'ulcère,
que peut-être je n'avois point assez
cautérisé, en raison de la délicatesse
de l'os sur lequel je dus placer le bouton de feu. Je réprimai ces petites
excroissances avec la pierre infernale,
que, pour rendre plus active, j'armai
d'environ un dixième de grain de
sublimé corrosif en poudre la plus
subtile. Ce caustique ainsi dirigé, me
donnoit constamment la petite escarre
que je voulois obtenir, et ne procuroit qu'une très-légère douleur.

Ces sortes de maladies m'ayant paru
locales, j'ai rarement usé de remèdes
intérieurs pour les guérir plus facile-

ment. Un régime sain, frugal et lacté m'a presque toujours suffi pour arriver à ce but, et j'ai conséquemment évité ces boissons à grandes doses, qui, en affadissant les voies digestives, ne donnent que des sucs peu favorables à la cicatrisation des ulcères.

J'ai donné plus volontiers une petite quantité de vin, qu'on ne manquoit pas d'interdire autrefois dans le régime des plaies des ulcères. Il est reconnu à présent que cette liqueur est efficace, surtout pour les vieillards, soit qu'on l'emploie sans mélange dans les repas, ou qu'on la boive comme limonade.

M. de Guillaumont qui avoit paru redouter l'application du fer rouge, la supporta sans se plaindre. Je prends à témoin de cette vérité MM. Delestre, Barjavel et Waton, médecins de Carpentras, présens à cette opération qui fut suivie d'une guérison parfaite.

Observation.

Le nommé Antoine Rigot, laboureur-propriétaire à Orange, département de Vaucluse, âgé de trente-neuf ans, me fut adressé par M. Icard, médecin distingué de la même ville, le 1er mars 1808.

Ce père de famille portoit sur la joue gauche et au-dessous de l'arcade zygomatique, une tumeur adhérente et grosse comme une noisette, qui, s'étant ouverte depuis environ deux mois, avoit le vrai caractère du carcinome. Rigot souffroit pour peu que la mastication fût prolongée; il éprouvoit des élancemens très-pénibles par intervalles la nuit comme le jour. Déjà l'on avoit appliqué sur la tumeur divers topiques, et surtout des emplâtres qui, loin de diminuer ses maux, les rendoient plus rebelles.

Ma juste confiance au cautère

actuel me fit croire que cette tumeur
étoit de nature à céder à ce puissant
remède. Je l'opérai donc le lendemain
de son arrivée à Avignon, avec un fer
légèrement convexe, chauffé à blanc,
et ayant à-peu-près l'étendue de la
tumeur que je devois détruire dans
son entier. Cette opération, de laquelle le succès auroit paru douteux
en raison des parties nerveuses voisines et d'un principe d'inflammation
habituelle peu distante du grand angle
de l'œil, fut complétement heureuse.
La tumeur ne résista point à la
deuxième application du feu, que je
fis à l'instant même avec un second
instrument. L'escarre qui se forma fut
bornée à trois lignes de circonférence
du lieu où posoit la tumeur; sa chute
arriva le dixième jour de l'opération,
après une suppuration peu abondante;
elle laissa voir une plaie de la meilleure espèce, dont l'incarnation fut

complète après un pansement simple d'environ six semaines.

D'après ces succès du cautère actuel dans toutes les observations qu'on vient de voir, il est bien évident, comme nous l'avons observé déjà, que ses effets se bornent à la partie même sur laquelle on le place. Et cette vérité, que j'ai vu se confirmer dans toutes les circonstances, prouve évidemment que ce moyen est assurément préférable à tous les caustiques dans les cas de cette nature ; cependant très-peu de bons praticiens l'ont adopté encore.

M. Sabatier nous dit (18) qu'il parvint à guérir par le feu une hypersarcose, et que deux fois cette maladie avoit résisté à l'application d'une poudre arsenicale.

_____

(18) Voyez la Chirurgie opératoire de M. Sabatier.

Il seroit à désirer que M. Sabatier, dont le grand savoir ne peut être contesté, fût entré dans d'autres détails sur le siége et le caractère de cette maladie, et qu'à cette même occasion ce digne et vénérable praticien eût rappelé ce qu'on doit de confiance au feu si justement célébré par les plus grands médecins de l'antiquité, et ensuite par plusieurs membres distingués d'une Académie dont il a lui-même soutenu l'éclat pendant ses plus belles années.

Il est vrai que M. Sabatier s'étant livré sans relâche aux travaux de l'anatomie et de l'enseignement, il étoit bien difficile qu'il s'occupât avec le même avantage de toutes les autres parties, quoiqu'elles soient également essentielles à l'art de guérir : et voilà sûrement pourquoi il a passé légèrement sur l'emploi du cautère actuel, auquel on ne voit point qu'il ait accordé sa confiance.

Il est évident, en effet, par cette observation, qu'il lui avoit préféré d'abord la poudre arsenicale dont M. Pibrac son collégue à l'Académie, et plusieurs autres, ont cité d'affreux exemples.

Nous devons croire néanmoins que la prudence éclairée de M. Sabatier lui a fait une loi sévère de réduire ce dangereux topique à cette dose qui ne peut produire aucun événement de la nature de ceux que nous avons recueillis.

Si la pauvre humanité se trouve sujette à un très-grand nombre de maladies, la médecine, d'un autre côté, s'est constamment occupée de la recherche des différens moyens de l'en délivrer : et ces deux vérités bien connues ont dicté le besoin réel de bien comparer ces moyens entre eux, afin

8

de pouvoir donner une juste préférence à ceux qui la méritent. Depuis
un temps immémorial on est d'accord
sur ce principe. Aussi dirons-nous ,
sans craindre aucun des effets de la
répétition , que le feu , qui se borne
toujours au point fixe de la partie
qu'on lui soumet ; que le feu , qui
produit dans l'instant même une escarre dont la chute est toujours suivie
et même précédée d'un dégorgement
salutaire , mérite une préférence qu'il
n'a point obtenue encore.

Il est donc bien nécessaire de ne
conserver aucun doute sur un fait
semblable. Il faut en être convaincu ;
et le travail qui conduiroit à cette
conviction seroit bien plus utile que
de préconiser certains remèdes qui ,
réduits à leur juste valeur, n'auroient
pas mérité d'occuper si long-temps la
scène médicale.

Qu'il me soit permis de rappeler à

cette occasion les éloges qu'on a donnés de nos jours à l'électricité appliquée à la médecine, au magnétisme, au galvanisme, et avant nous à l'or potable, aux élixirs, aux teintures d'or, aux cristaux de lune de Bayle, etc.

Que de momens perdus, en effet, pour les médecins de bonne foi qui ont compté sur les prétendues vertus de ces moyens chimériques ! Que de temps on a passé à lire les plats et ridicules mensonges auxquels ils ont donné lieu !

Cependant en médecine tous les instans sont précieux, et l'étude seule prépare les grands succès, enfans du génie, des observations et des expériences multipliées; car aux expériences déjà faites sur certaines matières qui sont d'un grand intérêt, il faut en ajouter de nouvelles, à la faveur desquelles on puisse établir des règles

8.

certaines. Car la prévention, l'enthousiasme, et même l'intérêt de certains auteurs, leur ont fait souvent annoncer comme vérités, des erreurs nuisibles dont il est important de savoir se garantir.

Eh! n'est-on pas dignement récompensé de ses peines, de ses travaux, si ces mêmes travaux conduisent à quelque résultat heureux, et si surtout aux moyens de prolonger l'existence de ses semblables, on a su réunir le précieux avantage d'abréger les douleurs et les maux dont elle est semée ?

On ne doit point confondre ici les expériences dont nous venons de parler, avec les essais qu'on a blamés de tout temps, avec ces tentatives que défend la prudence, et dont on a vu quelquefois des exemples funestes.

Mais relativement à l'objet qui nous occupe, nous pouvons avancer, sans

nous compromettre, que les nouveaux essais qu'on pourra faire du
cautère actuel sont incapables de
nuire, lorsque, par des signes bien
caractéristiques, on aura acquis le
besoin d'établir une dérivation quel-
conque.

Il existe un très-grand nombre de
maladies qui, après avoir affligé douloureusement les individus qui en sont
atteints, se terminent heureusement
sans les secours de la médecine, déjà
épuisée pour avoir en vain déployé
ses plus grandes ressources. D'autres
fois, il est vrai, ces mêmes maladies,
au lieu de céder à des crises favorables, prennent un fâcheux caractère.

Je veux parler ici des rhumatismes
chroniques, qu'on voit se terminer
tantôt par la privation de la partie
qui en est le siége, et tantôt par une
claudication bien incommode; de ces
foyers, de ces congestions, qui se

forment lentement sur nos viscères,
pour donner lieu ensuite à diverses
humeurs, à des abcès, à des métastases,
à des vomiques, etc.; maladies qui
toutes pourroient céder au cautère
actuel, si on se décidoit à l'employer
dans le temps favorable.

Le choix du lieu où l'on applique-
roit ce grand moyen, seroit déterminé d'après la nature du mal, de sa
localité, des paroxismes, du tempérament; on s'éclaireroit d'ailleurs
par l'observation, sur les effets du
remède qui, dans tous les cas, ne
pourroit produire aucun mal réel.

Ce que je dis relativement à ces
dernières maladies, seroit également
applicable à une infinité d'autres
qu'on rencontre dans l'exercice de la
médecine, si surtout elles avoient été
soumises déjà aux traitemens ordinaires, sans apparence de succès.

Mais pour avoir appris à bien distinguer en même temps et les moyens qu'on devroit employer, et le moment qu'on devroit choisir, il faudroit avoir attentivement observé, près des lits des malades, ces praticiens heureux qu'on sait avoir acquis des droits à la confiance publique par une suite de travaux et de succès qu'on n'obtient jamais qu'après une longue pratique.

Se familiariser avec ces dernières vérités, est la route qu'on doit tenir, si l'on veut pénétrer ce dédale immense, au centre duquel nos anciens maîtres ont déposé les véritables trésors de notre art.

Mais par un malheur trop commun sans doute, ceux qui ont cru pouvoir un jour l'exercer avec avantage, ne sont pas tous doués de ces qualités précieuses qui les feroient au moins égaler ceux qu'ils ont pris pour modèles. Je dis au moins égaler, car ne pas aller plus loin dans un art peut-être encore dans l'enfance, dans un art qu'on a vu tant de fois impuissant, seroit s'arrêter à une imitation trop condamnable.

D'autres, moins heureux encore, sont sortis des écoles avec une sorte de prévention coupable contre certains remèdes, et se sont crus autorisés à les déprécier, sans avoir eu le temps de les connoître.

Voilà du moins ce qui est arrivé relativement au cautère actuel, dont les praticiens les plus exercés n'ont point fait usage.

Il est vrai que des maîtres distingués lui ont préféré les caustiques, le moxa, et l'on doit convenir en effet que ces sortes de cautérisations ont souvent opéré des effets salutaires. Les vésicatoires, le séton froid, et même rougi au feu, les scarifications, les incisions leur ont également servi

pour établir avec avantage certaines
dérivations dont la nécessité avoit
été indiquée, et nous sommes loin
sans doute de blâmer des moyens
que nous reconnoissons être de puissans auxiliaires du cautère actuel. Il
seroit pourtant à désirer que parmi
tous ces moyens on sut distinguer
ceux qu'un devoir scrupuleux feroit
employer par préférence dans les
diverses maladies qu'on auroit à combattre. Mais comment pouvoir acquérir ces connoissances précieuses ?

Il me semble qu'on pourroit atteindre ce but, dont l'intérêt est incontestable, si trois ou quatre praticiens
distingués, dans une grande ville,
s'imposoient un devoir, qui seroit
naturel, de tenir un journal de tout
ce qu'ils auroient observé relativement aux effets de ces différens exutoires; et si après s'être communiqué
leurs observations à des époques

marquées, ils avoient l'attention de les publier.

Le vœu que je fais ici, prouve au moins que je n'ai pas l'orgueil de croire que je puisse fournir à moi seul ces divers points de lumière ; et je serai trop content si , ayant fait tous mes efforts pour réunir quelques matériaux propres à donner l'envie d'un semblable travail, j'ai prouvé à mes lecteurs le besoin de les voir s'unir à moi dans la même vue.

A mes observations, j'ai cru devoir mêler celles que j'ai trouvées dans quelques-uns des auteurs qui sont connus sous des rapports favorables, et le tout ensemble m'a conduit à dire , plus affirmativement encore, que le feu est le plus puissant, le plus sûr de tous les autres exutoires. Aussi la seule circonstance dans laquelle je crois qu'on doive le remplacer par d'autres , est la volonté absolue du malade, que le raisonnement le plus solide n'auroit pu décider en faveur du cautère actuel (19) ; car les substances corrosives restent toujours suspectes, quoiqu'elles semblent se dénaturer en produisant des escarres considérables ; et ce n'est pas sans raison que je reviens à ce dernier point de doctrine.

Fabrice de Hilden nous apprend, avec sa franchise ordinaire, qu'un ignorant, voulant guérir un fungus de la dure-mère avec la poudre de vitriol et d'alun, occasionna la douleur la plus violente à son malade, la fièvre la plus aiguë, ensuite le délire et la mort (20).

Cette observation de Fabrice, l'une

---

(19) Toutefois nous sommes contraints d'user du cautère potentiel, parce que les malades abhorrent le feu. *Paré, pag.* 462.

(20) Page 22, observ. 15.

des plus effrayantes que nous ayons à relever dans un ouvrage qui doit bannir à jamais l'usage de pareil remède dans des circonstances de cette espèce, mérite la plus grande confiance, et doit fixer l'attention de ceux de nos lecteurs qui ne l'ont pas connue. Ce savant praticien, toujours inspiré par l'amour du bien et le désir ardent de pouvoir y coopérer, n'a pu vouloir nous tromper sur l'histoire d'un remède qu'on a vu de tout temps comme un repressif des plus simples. Cependant il est devenu mortel; et si au lieu de cette poudre composée de vitriol et d'alun, l'empirique avoit employé le cautère actuel, il auroit détruit sans doute, en le dénaturant, ce fungus qu'il avoit à combattre dans un lieu aussi susceptible d'inflammation, et d'autres accidens qu'on a vu devenir mortels.

Puisqu'il est bien reconnu qu'on

doit toujours la vérité la plus exacte dans la narration des faits, quand surtout ces faits intéressent les sciences dont on doit agrandir le domaine; après avoir parlé de cet ignorant que par quelque raison particulière Fabrice a craint de nous signaler, nous ne craindrons pas de nous compromettre en donnant connoissance de deux faits de la même espèce, dont l'auteur a pourtant joui de quelque réputation dans une Société respectable, mais point à l'abri des abus qui se glissent dans le sein même des assemblées qu'on semble avoir créées pour les détruire.

Ces faits d'ailleurs sont consignés dans le mémoire de M. Percy, dont nous avons parlé déjà; et nos lecteurs, dont les intérêts nous sont bien connus, verront sans doute avec plaisir, que nous n'ayons point altéré le texte du savant écrivain que nous aimons à citer, en leur rappelant, en cette occasion, la juste préférence qu'il donne au cautère actuel sur les différens caustiques.

« Chaque escarre que produit le
» cautère actuel, dit M. Percy, est
» une sorte de crise artificielle qui fixe
» aussi à la corruption ses limites ;
» qui allume autant de petits foyers
» de vie, et aide à la nature à opérer
» en détail ce qu'il lui eût été impossi-
» ble de faire en une seule fois......
» On sait combien les caustiques
» arsenicaux, combien les escaroti-
» ques en général sont sujets à faire
» dégénérer en cancers les glandes
» squirreuses, les tumeurs anoma-
» les, etc. surtout lorsqu'ils ne les
» emportent pas d'emblée, et qu'il
» faut revenir à d'itératives applica-
» tions. Le mode particulier d'irrita-
» tion, *irritatio sui generis*, et la dé-
» sorganisation spécifique qu'ils occa-

» sionnent dans la partie, suffisent
» pour produire cette transformation
» redoutable ; et ceux qui, pour l'ex-
» pliquer, supposent toujours dans
» le sang la préexistence d'un levain
» cancereux sans cesse prêt à éclater,
» ne connoissent pas mieux les secrets
» de la nature que les bons principes
» de leur art. Je ne dirai pas que les
» cautères actuels soient constam-
» ment à l'abri de ce danger; mais ce
» que je puis assurer, c'est que m'en
» étant servi assez fréquemment dans
» quelques-uns des cas où certains
» chirurgiens se renferment avec une
» sorte d'obstination dans l'emploi
» des caustiques, j'en ai vu toujours
» résulter, au lieu des accidens ef-
» frayans dont une pratique si con-
» damnable nous rend trop souvent
» témoins, les effets les plus heureux,
» et les guérisons les plus satisfai-
» santes.

» Je serois même tenté de dénoncer
» l'abus qu'un membre de la ci-devant
» Académie de Chirurgie fait des caus-
» tiques dans les circonstances même
» les plus simples.

» Cette ville (21) a vu périr ces
» jours derniers, la citoyenne Fr.,
» jeune et belle femme, à qui D. (22)

---

(21) Compiégne, où l'auteur étoit en quartier en 1791.

(22) M. D. est M. Demours, chirurgien, que je ne crains point de nommer, l'ayant bien connu ; qu'il ne faut pas confondre avec M. De-mours, docteur en médecine, de l'Académie des Sciences de Paris, natif d'Avignon, très-savant et très-habile oculiste. Il existe encore un autre M. D. qui, avec les caustiques, a traité plusieurs cancers au sein avec succès ; il a eu, à la vérité, beaucoup de revers en ce genre. Je veux parler de M. Doré ; mais n'ayant aucun détail positif sur les guérisons et sur les non-succès dont on a beaucoup parlé, je laisse à M. Doré le soin de se justifier sur l'emploi qu'il a fait de ces mauvais topiques dont il a voulu faire un secret.

» venoit d'emporter, par le moyen de
» ces topiques suspects, une loupe
» ordinaire, située à une épaule; et
» qu'il avoit renvoyée avec un ulcère
» dont le hideux aspect n'a fait qu'em-
» pirer jusqu'à la mort.

» Une seconde victime de l'attache-
» ment exclusif du même chirurgien
» pour les caustiques, redoublera peut-
» être bientôt le deuil de nos conci-
» toyens, malgré les soins et les pei-
» nes que je me donne pour la sauver.

» L'histoire de sa maladie est liée
» de trop près à l'objet de ce mémoire,
» pour ne pas en donner le précis.

» La citoyenne Var..., âgée de 56
» ans, femme forte et du corps et
» d'esprit, portoit à la joue gauche,
» depuis elle ne sait quel temps, une
» tumeur indolente qui ne l'incom-
» modoit que très-peu.

» Sollicitée par ses enfans, de qui
» D. étoit connu, elle va se sou-

9

» mettre à son traitement, qui est
» commencé aussitôt, et sans nulle
» préparation. La tumeur, qu'il eût
» été facile à ce chirurgien d'enlever
» avec l'instrument tranchant, résiste
» au topique, quoiqu'elle ne fût que
» d'un très-médiocre volume. Il in-
» siste, et le mal s'irrite à proportion
» des efforts qu'il fait pour le domp-
» ter. Des *fungus* croissent de tous
» côtés ; et toujours il espère les ré-
» primer avec sa poudre. Enfin, après
» des tentatives aussi douloureuses
» qu'inutiles ; après onze mois de
» constance d'une part, et de l'opi-
» niâtreté la plus blâmable de l'autre,
» la malade revient dans ses foyers,
» avec une masse cancéreuse plus
» grosse que les deux poings, adhé-
» rente par une base très-large, sai-
» gnant au moindre attouchement,
» d'une fétidité cadavéreuse, et cepen-
» dant peu sensible au dehors, mais

» causant intérieurement les douleurs
» les plus lancinantes.

» Plus courageux, on dira, sans
» doute, si je viens à échouer, plus
» téméraire que plusieurs chirurgiens
» qui ont reculé devant cette hydre
» menaçante, j'ai entrepris de la com-
» battre ; et l'arme dont je me suis
» ceint, c'est le feu. Chaque jour
» j'abats une des têtes du monstre ;
» chaque jour j'enlève des escarres
» plus ou moins considérables ; et
» déjà la tumeur, diminuée de plus de
» la moitié, n'est plus reconnoissable.
» C'est du cautère cultellaire que je
» me sers le plus ordinairement ; je
» le conduis à plat, comme en fau-
» chant, et l'escarre qu'il a laissée la
» veille, après avoir emporté une
» tranche horizontale, il l'emporte à
» son tour le lendemain avec une
» tranche nouvelle, opérant encore
» une escarre pareille à la précédente.

9.

» De cette manière j'approche peu à
» peu du centre de la tumeur, sans
» faire souffrir la malade, et sans ré-
» pandre une goutte de sang. J'ai évité
» les taillades profondes qui eussent
» été plus expéditives, dans la crainte
» de rencontrer trop tôt un noyau
» douloureux. Si je puis poursuivre
» ainsi jusqu'au bout mon opéra-
» tion, j'appliquerai les cautères *num-*
» *mulaire* et *octogone* sur la surface
» que j'aurai applanie, afin de détruire
» jusqu'aux dernières racines du mal.
» Mais quoique la douleur semble
» rétrograder à mesure que j'avance,
» j'ai bien peur qu'un de ces jours elle
» ne m'arrête, et ne me laisse plus de
» ressource que dans une excision
» sanglante qui ne pourra être qu'ex-
» cessivement difficile, et à laquelle
» la personne, quoique plus forte à
» présent qu'elle ne s'étoit encore
» trouvée depuis son accident, ne

» résistera peut-être pas. En tout cas,
» je n'en serois pas moins obligé,
» après cette excision, d'en venir aux
» plaques de feu, non pas tant pour
» prévenir une très-grande hémorra-
» gie, que pour consumer les derniers
» restes de la maladie (23). »

Si j'interpelle la bonne foi des praticiens éclairés qui auront été obligés
de recourir à quelques substances
corrosives, je suis persuadé que tous
conviendront avec moi qu'ils ont eu
à s'en plaindre. Mais relativement aux
gens à secret qui font de ces substances leur unique moyen de guérir, on
sait bien positivement qu'ils les em-
ploient dans tous les cas, sans distinction, en promettant toujours une
guérison certaine, prompte et sans
danger. Ils savent pourtant bien, que

---

(23) Voyez la Pyrotechnie de M. Percy, page
125 et suivantes.

très-souvent ils ont rendu rebelles ou mortelles certaines maladies qui auroient disparu bien vîte après l'application du fer ou du feu, sans laisser la moindre trace.

Aux auteurs respectables que je viens de citer à l'appui d'une vérité que je trouve de la plus haute importance, j'ajouterai deux observations dont les détails sont bien connus dans le département de Vaucluse.

L'une de ces observations me rappellera toujours une sœur respectable, en me laissant un souvenir bien douloureux.

Heureuse épouse, femme vertueuse, et modèle de son sexe dans la ville de Pernes, Madame Bressy avoit une petite tumeur de l'espèce des verrues, et du volume d'une fève, placée sur l'apophyse montante de l'os maxillaire. Cette tumeur n'étoit point douloureuse, mais seulement incommode et désagréable en raison de certaines croûtes qui se formoient et se détrui-soient successivement à sa surface. Éloigné alors de cette intéressante malade, je fus consulté sur son état par lettre, et je répondis qu'il falloit extirper cette tumeur et en cautériser le siége. Je désignai même pour accomplir cet œuvre M. Pamard, dont la réputation est bien con-nue. Mais un insigne charlatan qui jouissoit d'une certaine vogue, s'étoit déjà emparé de la confiance; des caus-tiques furent appliqués, peut-être à forte dose, et dénaturèrent bientôt cette tumeur bénigne, qui prit dans peu de jours le vrai caractère du cancer.

Dès ce moment la malheureuse malade éprouva les accidens les plus affreux. En donnant l'exemple du courage et de la patience, madame Bressy souffrit les douleurs les plus

vives, les plus cuisantes, pendant plus
d'une année, et succomba enfin victime de l'ignorance et de la cupidité,
dans cet âge qui promet une jouissance paisible au sein d'une famille
dont la deuxième génération pros-
père et se multiplie.

L'observation suivante n'est pas
moins propre à remplir les vues qui
m'inspirent dans un travail aussi fas-
tidieux qu'il est utile.

M. de Bonadona, natif de Male-
mort (Vaucluse), père d'une nombreuse famille, et d'un âge qui lui
permettoit encore les exercices les
plus fatigans, tels que ceux de la chasse
et d'une surveillance agricole très-
active, avoit une tumeur à la face du
côté gauche, sous l'arcade zigomati-
que, semblable par sa nature à la précédente : il eut recours au même charlatan à-peu-près vers la même époque.

L'application des caustiques ne fut

pas plus heureuse ; les suites furent absolument les mêmes , avec cette différence néanmoins que le cancer résultant de la chute de l'escarre fit des progrès plus lents, soit parce que la maladie étoit sur des parties musculeuses , soit que le tempérament de ce dernier malade eût résisté plus long-temps à l'application du soi-disant remède. Deux fois je fus appelé, en l'an 12 , pour calmer les douleurs de ce mal qui ne peut se comparer à aucun autre ; et malgré toutes les applications stupéfiantes que je pus employer, malgré l'usage intérieur de l'opium à forte dose, M. de Bonadona mourut, après avoir offert pendant environ deux ans, le spectacle le plus déchirant, quant à la douleur, et le plus hideux quant aux formes de l'ulcère, dans lequel on auroit pu cacher la moitié d'un gros œuf de poule.

Mais après avoir exposé une partie

de ces accidens qu'entraînent à leur suite les poudres ou amalgames corrosifs, dont l'usage est malheureusement encore si familier, il faut pourtant convenir que ceux qui en abusent, ont par fois rencontré des malades qui, ayant eu le bonheur de se défendre contre ces remèdes destructeurs, se sont trouvés guéris de quelques maladies dont on n'avoit pas connu le vrai caractère ; et voilà la raison pour laquelle ils jouissent d'une sorte de vogue qui leur fait trouver de nouvelles victimes dans les individus qui ont recours à leur secret.

Les corrosifs dont ils font usage, sont dangereux surtout dans les diverses tumeurs qu'on voit survenir au visage. Le tissu glandulo-nerveux de cette partie, ne souffre point la présence de ces sortes de médicamens, sans éprouver une prompte altération qui les fait dégénérer en cancer, maladie contre laquelle on n'a pu trouver encore aucun remède.

Ici le fer et le feu, employés ensemble ou séparément, sont les seuls moyens que l'expérience ait sanctionnés. Et s'il existe encore quelques circonstances dans lesquelles ces grands moyens aient été insuffisans, c'est sans doute quand ils ont été employés trop tard.

Observation.

Le douze mai 1810, Nicolas Aubert, bucheron, habitant de Villeneuve-les-Avignon, département du Gard, âgé de 58 ans, eut recours à moi pour un cancer à la joue gauche, dont l'ulcère arrondi étoit placé dans la commissure des lèvres, déjà détruites par l'effet de la sanie qui sans cesse découloit de ce mal horrible. Le muscle orbiculaire, le buccinateur, les muscles voisins étoient dans un état de tuméfaction dure et sensible, l'œil et l'oreille du même côté étoient affectés douloureusement, lorsque le malheureux Aubert vint me supplier de le guérir ou de porter à ses maux quelque soulagement. Après avoir bien jugé son état, je l'éloignai tant que je pus du projet qu'il me dit avoir de se faire appliquer le cautère actuel. Malgré toutes mes remontrances, Nicolas Aubert, en me parlant de la riche constitution dont il jouissoit, de l'espoir dont il étoit pénétré, me décida, comme par force majeure, à lui appliquer sur les parties de la joue endurcie, trois pointes d'un cautère conique, dans le désir d'attirer vers ces parties une suppuration favorable à son état, en arrêtant, si je l'avois pu, la destruction des lèvres à leur partie ulcérée. Cette surface très-malade, que j'attaquai par le procédé rarement

stérile, fut comme insensible aux
effets du feu, et je n'en pus obtenir
que du regret d'avoir eu trop de com-
plaisance pour le malheureux Aubert.
Sa joue fut percée ensuite de nouveaux foyers de suppuration qui s'é-
tablirent sur la partie brûlée, et il
succomba vers la fin de septembre,
ayant eu pendant quelques jours une
lueur d'espérance de revenir à la santé,
et bien du regret d'avoir recouru trop
tard à ce puissant remède, dont Séverin s'est servi avec avantage dans
des circonstances semblables (24),
mais dans un moment propice.

M. Seignieuret, médecin respectable, qui depuis cinquante ans honore

---

(24) Au rapport de la Bissière, Séverin a
porté le feu avec succès sur des chancres de la
joue, du nez, et du fond de la gorge. Voyez
la page 440 du Mémoire de la Bissière, dans le
3ᵉ vol. des Prix de l'Académie.

sa patrie, en lui rendant chaque jour de très-grands services, a connu le sujet de cette observation. Elle est propre à seconder les vues qui m'inspirent, car les événemens malheureux ont aussi leur manière d'intéresser. Ils prouvent au moins la nécessité absolue d'administrer les secours d'un art précieux, mais qu'il faut réclamer dans les temps opportuns, si la maladie est guérissable par sa nature : eh certes ! il est bien rare d'en trouver qui ne le soient pas. Celle-ci avoit commencé par une petite tumeur, placée dans la ligne qui, si on la traçoit, réuniroit l'angle de la machoire inférieure à la commissure des lèvres. La tumeur dans son principe étoit, au rapport du malade, grosse comme un pois dans l'épaisseur de la joue. L'application du cautère actuel, dans le premier temps, auroit absorbé ou au moins neutralisé le venin contenu dans les tubes glanduleux de la partie affectée, et fait disparoître une maladie dans un individu dont la conservation eût été utile à une famille nombreuse.

Rien n'est plus ordinaire que ces boutons cancéreux aux lèvres, guéris par l'opération qui enlève la tumeur au moyen d'une double incision en forme de V, dans lequel on comprend la portion altérée de la lèvre. Tous les chirurgiens exercés ont fait avec succès cette opération très-connue, soit qu'après avoir emporté le mal ils aient employé le bandage unissant, soit qu'ils aient préféré à ce bandage les sutures appropriées à la prompte réunion de ces sortes de plaies qui ressemblent au bec de lièvre.

Il existe encore d'autres maladies au visage qui ne doivent être attaquées qu'avec l'instrument tranchant, et dont le volume ne doit point effrayer,

lorsque, surtout, la partie de la peau
sur laquelle se trouvent ces tumeurs,
n'a souffert aucune ulcération. Dans
ce cas une suppuration efficace succède à l'excision, et une bonne cicatrice en est la suite naturelle.

On a vu quelques-unes de ces excroissances sur les différentes parties
du nez, qui ont fourni autant de phénomènes ; mais le plus curieux qui ait
encore existé en ce genre, paroît être
celui que j'ai décrit et fait graver dans
un ouvrage que j'ai publié aux frais
et par ordre du Gouvernement Français, et dont M. Perier de Gurat, ancien maire d'Angoulême , a fourni
l'histoire mémorable.

Je dirai, en passant, que les diverses
tumeurs de M. de Gurat, dessinées
par M. Boze, peintre de Paris, telles
qu'on les voit à la fin de l'ouvrage, couvroient la surface entière
du nez ; qu'elles se propageoient sur

les deux joues, sur les lèvres, et jusqu'à la partie arrondie du menton ; qu'enfin le poids de ces tumeurs étoit d'environ deux livres, et que la guérison de cette maladie épouvantable s'est accomplie sans fièvre, et sans aucune autre espèce d'accident, le 41e jour de l'opération que j'ai faite à Paris, en l'an six de la République.

J'ai dit déjà, dans l'histoire que j'ai donnée de cette maladie très-rare, qu'un chirurgien d'Angoulême en avoit tenté la guérison par la ligature, en commençant par une des tumeurs ; mais on fut obligé de renoncer bientôt à ce moyen proposé par la timide ignorance, et qui ne peut être accepté que par la foiblesse.

Il est aisé de voir que les caustiques n'étoient point applicables dans ce cas, et qu'au lieu de provoquer une suppuration efficace, ils auroient dénaturé, en les irritant, les parties

10

adipo-nerveuses qui avoient donné lieu à cet écart de la nature.

Mais après avoir parlé de ces tumeurs qui réclament le fer par préférence au feu, je rentre volontiers dans le principal sujet de cet ouvrage, en disant que le feu concentré dans le fer ou l'acier, c'est-à-dire, le cautère actuel, est le seul capable de guérir radicalement ces excroissances dont le siége est dans l'épaisseur même des tégumens, lorsqu'elles ne sont pas d'un volume considérable.

Que ces maladies excèdent la peau ou non, la guérison en est également aisée. Dans le premier cas, j'ai dit, page 101, qu'il est convenable de retrancher avec le bistouri, la partie excédente, pour mettre à niveau de la peau celle qu'on doit détruire avec le feu; car on n'arriveroit pas au véritable siége du mal sans cette précaution; au lieu que le bouton du feu

pénètre ensuite avec une grande aisance les parties qui lui sont soumises
l'instant d'après cette excision, qui
n'est presque point sensible, et qui
marque d'une manière bien distincte
le lieu où l'on doit appliquer le cautère.

C'est par cet heureux moyen qu'on
détruit jusques aux plus petites glan-
dules qui seroient sensibles au toucher, et qui ayant déjà fourni la matrice première de ces tumeurs, se ré-
produiroient bien vîte, et peut-être
sous des formes plus fâcheuses, si l'on
n'avoit pris cette précaution.

M. P., riche négociant, âgé de 57
ans, qu'une réputation bien méritée
a conduit aux premièrs honneurs,
avoit depuis cinq à six mois une tumeur carcinomateuse et très-incom-
mode dans l'épaisseur de la lèvre supérieure, et du volume d'une très-
petite cerise. Plusieurs fondans placés

10.

sur la tumeur , n'avoient produit aucun changement favorable : elle croissoit au contraire , et soulevoit la lèvre.

Je conseillai l'application d'un cautère olivaire ; elle fut acceptée le même jour (15 messidor an 12) , et je l'appliquai trois fois de suite avec cette légèreté dont il falloit user nécessairement pour ne pas détruire en entier l'épaisseur de la lèvre. J'aurois pu ne faire qu'une ou deux applications du feu ; mais la troisième fut faite à l'invitation de l'homme courageux qui, m'ayant entendu vanter ce remède , étoit bien persuadé qu'il lui devroit une guérison parfaite. Je ne dois pas oublier de dire que j'avois eu soin de placer le doigt index de la main gauche dans la bouche, pour m'assurer que je détruisois la mala- die seule , en conservant le muscle buccinateur , à travers lequel je sentois l'adhérence de la tumeur que je voulois anéantir.

Les bons effets de cette opération se firent apercevoir bien vîte. La partie cautérisée n'éprouva plus qu'une légère douleur, lorsque l'opération fut terminée. Dans le courant du jour il se fit un léger dégorgement d'une sanie jaunâtre, et la cicatrice qui fut faite le vingtième jour, ne laissa pas la moindre difformité.

Deux fois Ambroise Paré s'est servi avec succès du cautère potentiel, pour des maladies à-peu-près semblables. La première de ces maladies avoit son siége aux lombes, sur une dame âgée de quarante ans, habitante de Bordeaux ; la seconde, située au bras, affligeoit la femme d'un cocher de la Reine, habitant à Amboise. Ces deux tumeurs, au rapport de Paré, faisoient éprouver de grandes douleurs aux malades, des contorsions et des mou-

vemens étranges qu'on auroit peine à
croire, si ce praticien si exact dans
l'histoire qu'il donne des symptômes
des maladies, n'en citoit pas les témoins oculaires (25).

Le cautère potentiel, en facilitant
la sortie d'une humeur virulente et
noire, fit cesser toutes les douleurs,
et termina ces deux maladies dont la
source avoit paru tenir à la sorcellerie
de ces temps d'ignorance et de fana-
tisme qui ont fourni tant d'exemples
de crimes (26).

De la juste préférence qu'auroit
méritée le cautère actuel sur les caustiques dans ces deux dernières maladies, il paroît évident que Paré avoit

-----

(25) Voyez la page 425, chap. 3, d'Ambroise
Paré.

(26) Tous les Français connoissent les événemens terribles de ces temps heureusement loin
de nous.

été contraint d'employer ces derniers
par des motifs qu'il n'a point exprimés.
Nous savons en effet que cet auteur a
blâmé les médecins, et même les malades, de n'avoir pas au cautère actuel
la confiance qu'il mérite.

Aussi nous ne craindrons pas de
dire de ce puissant remède, qu'il est
l'unique absorbant extérieur qu'on
puisse employer avec une sorte de
certitude de succès contre la morsure
de tout animal enragé, et même veni-
meux ; qu'il est le meilleur stimulant
contre toutes les affections comateu-
ses, l'excitant par excellence dans les
accès d'épilepsie de toute espèce, le
styptique le plus efficace dans les hémorragies, le calmant le plus sûr contre les douleurs nerveuses, le remède
le plus vanté contre la carie, etc. etc.

C'est le cautère actuel qu'on doit
employer par préférence à tous les
caustiques contre les tumeurs inflam-

matoires si redoutables, telles que le
flegmon, l'anthrax, l'érysipèle flegmoneux, et contre toutes les autres
tumeurs dans lesquelles il importe
d'accélérer, par une suppuration prématurée et certaine, l'issue de l'humeur perfide dont elles sont formées.
Je dis une suppuration prématurée et
certaine, parce qu'il n'est point rare
que ces tumeurs quittent les parties
sur lesquelles on les avoit vues se fixer
d'abord, pour se porter partout ailleurs.

Ces sortes de déplacemens, connus
sous le nom de métastases, sont dangereux pour l'ordinaire, soit que les
tumeurs constituent elles-mêmes la
maladie principale, soit qu'on puisse
les attribuer à cette affluence d'humeur que dans les maladies internes la
nature se plaît à diriger vers les voies
extérieures, pour former les dépôts
critiques dont nous avons déjà parlé.

Dans ces cas, sans doute, une prompte excrétion est préférable à toute autre : et si, relativement à ces différentes tumeurs, il se rencontre quelques occasions dans lesquelles l'instrument tranchant mériteroit la préférence sur le cautère actuel, ce seroit quand une fluctuation, sur laquelle il ne resteroit aucun doute (27), annonceroit que la nature auroit accompli déjà l'œuvre de la suppuration.

Hors ce cas, sans doute, le cautère actuel sera complétement indiqué ; et l'on peut dire, avec assurance, qu'en prévenant la métastase, qu'on doit toujours craindre, il fixera invariablement l'humeur dans le lieu où elle avoit été portée ; il préparera la tumeur à parcourir plus rapidement ses

---

(27) On a souvent confondu la véritable fluctuation, avec certaines tumeurs lymphatiques, et même anévrismales.

diverses périodes, en augmentant soudain, et d'une manière incalculable, le ferment d'une suppuration efficace. *Ubi stimulus ibi affluxus.*

Ce que je dis ici des tumeurs inflammatoires relativement au cautère actuel, est également applicable à ces tumeurs lentes et sans douleur qui s'emparent du système glanduleux externe. Quel que soit le principe qu'on leur attribue, l'expérience a prouvé que, les meilleurs médicamens internes et les topiques les plus actifs ne pouvant produire une terminaison salutaire, le feu provoquoit d'une manière prompte et sûre cette suppuration efficace que la nature n'auroit pu achever sans ce puissant auxiliaire.

Observation.

Demoiselle Anne Clavel, âgée de 18 ans, d'une constitution vigoureuse,

couturière en robes , étoit malade
depuis plus d'un an, par l'effet d'une
double tumeur lymphatique à la face
du côté droit, dont une occupoit tout
l'espace compris entre la partie supérieure du larynx et le cartilage inférieur de l'oreille , et l'autre couvroit
toute la face du même côté. Ces
deux tumeurs, presque indolentes ,
avoient été traitées avec tous les remèdes intérieurs pris dans la classe
des dépuratifs anti-scrofuleux. Les
différens topiques mis en usage, ou
bien la nature elle-même , avoient
opéré la destruction de la peau dans
plusieurs endroits , en laissant des
ouvertures fistuleuses qui se corres-
pondoient ; aussi les injections qui
étoient faites dans ces parties s'échappoient des différens points de la maladie. L'une de ces ouvertures étoit dans
la bouche : elle correspondoit oblique-
ment à la face antérieure et moyenne

de la mâchoire inférieure, qui étoit affectée d'une carie très-sensible.

La tête de cette malade présentoit une image effrayante; c'étoit en quelque manière une tête à trois demi-faces, dont les deux malades étoient séparées par une dépression longitudinale qui commençoit à la conque de l'oreille, et finissoit au centre du menton. On remarquoit sur ces deux tumeurs, des parties moitié dures, moitié glanduleuses, et sur lesquelles la plus légère compression laissoit l'empreinte des doigts. Cette maladie, en un mot, étoit d'une nature extraordinaire; elle offroit un bas-relief très-volumineux, ou du moins des saillies dont la destruction paroissoit d'une difficulté insurmontable.

Dans cet état d'infirmité affreuse, Anne Clavel accepta l'application du feu : l'instrument que j'employai à cet usage, est un cautère droit, portant un bout olivaire et assez perçant, avec lequel je parcourus sous la peau les parties renitentes et différens clapiers qui fournissoient la matière des fistules. J'appliquai aussi le feu sur la partie de la mâchoire qui étoit cariée, et je me servis à cet effet d'un fer conique, aplati sur son bout, qui remplit mon attente. Une suppuration assez considérable s'établit dans tous les points de la maladie ; cette suppuration dura près de trois mois avec abondance. La carie cessa enfin après une exfoliation sensible de l'os maxillaire inférieur ; et la maladie, qui jusqu'à cette époque avoit paru de nature inguérissable, fut terminée à ma grande satisfaction, comme à celle des parens de la jeune malade.

Depuis son traitement, demoiselle Anne Clavel, que MM. Gueirard et Clément, docteurs en médecine, avoient vu comme moi dans cet état

déplorable, a repris ses anciennes formes, et s'est unie bientôt après, en
1810, par les liens du mariage, avec
M. Jean-Jacques Bresset, commis aux
écritures chez MM. Isnard frères, né-
gocians, à Avignon.

Je dirai même, et sans prétendre
diminuer le degré de confiance qu'on
doit au savoir de M. Clément, qu'il
avoit cru indispensable d'arracher les
dents correspondantes à la carie de la
mâchoire inférieure, pour pouvoir
obtenir la guérison de cette maladie
extraordinaire, et de laquelle le cautère actuel a triomphé avec tant d'a-
vantage.

Rien n'est plus ordinaire que de
voir languir dans les hôpitaux, des
hommes affligés de ces tumeurs indolentes, soit qu'ils se refusent à l'application du feu quand ils sont bien conseillés, soit que les gens de l'art qui en
sont chargés répugnent eux-mêmes à

l'usage de ce moyen avec lequel ils ne sont point assez familiers.

On diroit que ces sortes de tumeurs attaquent plus particuliérement les soldats et d'autres individus qui, livrés par état, tantôt à une sorte d'insouciance et tantôt à des exercices pénibles, se nourrissent en même temps d'alimens grossiers; ce qui, dans certains tempéramens, produit un premier désordre dans les voies digestives, ou du moins l'altération des sucs dont ces voies sont naturellement abreuvées.

Souvent, et très-mal à propos, on a cru ces tumeurs appartenir au vice scrofuleux, puisque le feu seul, ou aidé de quelques évacuans pris dans la classe des drastiques, a fait disparoître à jamais le plus grand nombre de ces maladies, qu'on avoit à tort regardées comme inguérissables.

Les ports de mer sont, surtout, les

endroits où j'en ai rencontré le plus souvent ; et je puis dire que Dunkerque, le Hâvre, Nantes, St.-Malo, le Croisic, m'en ont fourni un grand nombre pendant que j'étois en garnison dans ces différentes villes, depuis 1774 jusqu'en 1780. Messieurs les Officiers du régiment Royal-Roussillon infanterie, et messieurs les Officiers-généraux chargés annuellement de la revue de ce corps, ont vu plusieurs soldats qui n'avoient d'autres restes de leurs écrouelles apparentes, que des cicatrices très-solides et peu difformes après l'application du feu, mais plus particuliérement aux environs du col que dans les autres parties glanduleuses. Les cautères actuels dont je me servois par préférence pour accomplir ces guérisons, étoient perçans ; je pénétrois ainsi avec beaucoup d'aisance dans divers points de la tumeur, où j'établissois autant de foyers de suppuration avec peu de douleur et toujours sans accidens.

Je n'ai pas exactement recueilli toutes les observations que j'ai faites pendant plusieurs années sur les bons effets du cautère actuel, parce que je n'imaginois point que j'écrirois un jour sur cette matière, qui, dans les premiers temps de ma pratique, ne m'offroit pas autant d'intérêt. Mais j'atteste avec cette franchise qui commande à tout écrivain de ne tromper jamais ses lecteurs, que sur la demande de MM. de Puységur et de Latour-du-Pin Gouvernet, qui ont inspecté le régiment Royal-Roussillon, auquel j'avois l'honneur d'être attaché en qualité de chirurgien-major dans le printemps de ma vie, j'ai reçu presque tous les ans, de la Cour de France, des gratifications pour des guérisons extraordinaires opérées sur des soldats, dont la plupart, affligés de

11

maladies de cette nature, avoient été jugés incurables et conséquemment susceptibles de réforme, par MM. les officiers de santé chargés du service des hôpitaux militaires.

Dans les différentes villes de garnison que je parcourois, j'avois toujours des chambres particulières où je traitois les soldats et bas-officiers atteints de maladies dont une partie réclamoit l'usage du feu. J'employois fréquemment ce moyen et toujours avec confiance, y étant encouragé par des succès nouveaux.

A ces sortes de tumeurs qui arrivent sur les différentes parties du col, je pourrois joindre un grand nombre de maladies que j'ai guéries aux amygdales, à la langue, ou dans la bouche, tant à des militaires qu'à d'autres individus. Car ces parties sont sujettes à tous les maux qu'entraîne à sa suite une vie un peu trop libre, et sont également exposées à d'autres maladies de toute espèce.

Il importe de savoir la manière dont les malades ont pu les contracter ; car si elles sont récentes, on les verra disparoître à la plus légère application de la pierre infernale qui aura pu étendre son action au-delà des point ulcérés, ce qui s'exécute avec assez de facilité dans toutes les parties glanduleuses, et surtout dans celles qui occupent l'intérieur de la bouche. Il n'en est pas de même lorsque la maladie est ancienne ; dans cette dernière circonstance, le cautère actuel doit être préféré à toute espèce de caustique, dont l'effet beaucoup moins précis, divague et va presque toujours au-delà du mal, sans atteindre au vrai but qu'on se propose ; je veux dire la destruction par consomption, ou du moins par neutralisation du venin qu'on veut anéantir.

11.

Je dois pourtant observer, que lorsque ces maux ne procèdent d'aucun vice particulier, ils cèdent pour l'ordinaire aux eaux et douches de Barège, ayant eu la conviction intime d'une guérison de cette nature, sur la personne d'un digne et respectable Prélat, à qui M. Louis avoit conseillé ces eaux.

Quoiqu'on puisse raisonnablement regarder comme locales les maladies récemment contractées de l'espèce dont nous venons de parler, nous devons croire néanmoins que celles qui ont leur siége sur les amygdales ou dans l'intérieur de la bouche, réclament quelquefois l'usage intérieur des remèdes appropriés à la cause de la maladie comme au tempérament de l'individu qui en est affligé. Mais l'abus qu'on a fait si souvent des remèdes anti-vénériens, doit fixer l'attention des médecins chargés de pareilles guérisons, dont le mode de traitement peut influer de tant de manières sur le bonheur ou sur le malheur de la vie.

A l'ulcération des parties intérieures de la bouche, se joint souvent une induration glanduleuse qu'on peut regarder comme le foyer du mal; et quoiqu'on puisse dire que la matière de ce foyer se répand en divergeant dans les parties environnantes, telles que le pharynx, la membrane pituitaire, etc. il n'est pas moins vrai que là où il y a ulcération, se fait l'excrétion de la plus grande portion de l'humeur pervertie, et que la nature, qu'on doit admirer ici comme partout ailleurs, a frayé quelquefois cette route pour la délivrance entière du malade.

C'est encore au médecin à juger si la nature peut accomplir l'œuvre qu'elle avoit en vue; car souvent elle fait des vœux stériles, et c'est à l'art à la seconder dans ces circonstances très-ordinaires.

Observation.

Un homme de très-bonne compagnie et des plus aimables de Paris, avoit au bout de la langue même, un ulcère dont la surface et la profondeur auroient pu recéler une très-large lentille. Sa maladie étoit ancienne. Il étoit même difficile d'en connoître la véritable origine. A divers traitemens intérieurs, on avoit associé l'application de plusieurs topiques, tels que le vitriol, l'alun, la pierre infernale, et autres semblables. Tous furent employés sans le moindre succès.

Lorsque je vis le malade, il avoit subi déjà plusieurs traitemens anti-vénériens. Sa langue étoit épaisse et toujours douloureuse, sa parole étoit difficile; il avoit perdu beaucoup de

son embonpoint, et de légers symptômes vénériens qui s'étoient joints
alors à l'ulcère de la langue, prou-
voient en même temps le besoin
pressant de le soumettre à de nouveaux remèdes, et celui d'appliquer
le cautère actuel sur la partie ulcérée.
Ce que je fis en effet.

Quoique lassé de beaucoup de médicamens intérieurs, le malade accepta
ceux que je lui proposai. Et voici en
quoi ils consistoient : dans une chopine de lait tiède, on mêloit soir et
matin un quart de grain de sublimé
corrosif, dissous dans un verre d'eau
de Seine. Ce lait ainsi préparé, étoit
pris en lavemens deux fois le jour.
A ces deux lavemens de lait, le malade ajoutoit l'usage d'une pinte de
tisane faite avec les bois sudorifiques,
la privation du vin ; et ce régime,
joint à une seconde application du
feu, fit disparoître dans trente jours

une maladie grave et incommode qui duroit depuis plus d'un an, et dont plusieurs médecins avoient tenté la guérison par les moyens les plus accrédités.

Les maladies internes de la bouche et du palais étoient parfaitement connues d'Hippocrate ; c'est par le feu qu'il parvenoit toujours à les guérir. Les ulcères de toute espèce, les tumeurs les plus rebelles, cédoient, comme par enchantement, à ce moyen héroïque : et la médecine moderne veut absolument oublier ces grandes guérisons !

On peut dire pourtant, à l'honneur de M. Brouillard, que l'un des premiers parmi les chirurgiens du 18ᵉ siècle, il a obtenu, par le cautère actuel, un succès merveilleux dans une circonstance difficile. C'est donc pour rendre hommage à la mémoire d'un homme dont l'autorité doit être d'une grande influence, que je réunis à mon travail l'observation entière d'une maladie dont l'histoire est une de celles qui ornent les fastes de la chirurgie française depuis 57 ans, époque à laquelle M. Brouillard exerçoit déjà la chirurgie avec éclat dans les provinces méridionales.

Aussi le savant académicien (Bordenave), qui a si bien encadré l'observation de M. Brouillard, en le plaçant à côté des praticiens les plus recommandables des temps reculés, tels qu'Ambroise Paré et Houllier de Paris, Job à Meck'ren et Floriani d'Amsterdam, ne manque point de lui donner l'éloge qu'il mérite.

« Nous n'avons recueilli ces diverses observations, dit Bordenave (28), que pour présenter les vrais principes de l'art à ceux qui nous ont adressé des

_____

(28) Tome V de l'Académie de Chirurgie.

faits sur ce genre de maladie, et qui, faute d'avoir été instruits par l'expérience des grands maîtres qui auroient pu leur servir de guide, ou par timidité, ont été spectateurs inutiles de ces sortes de cas, qu'ils ont cru faussement au-dessus des secours de la chirurgie. Elle sera toujours la partie la plus efficace de l'art de guérir entre les mains des hommes qui la cultiveront avec l'application qu'elle mérite et avec les lumières qu'elle exige.

» L'Académie en a eu la preuve de la part de M. Brouillard, l'un de ses associés. Pendant qu'il exerçoit à Avignon, on lui amena d'Apt en Provence, en 1753, une jeune demoiselle de dix-sept à dix-huit ans, d'un tempérament délicat, anciennement rachitique, qui avoit une excroissance charnue, laquelle, de la face interne de la partie gauche du corps de la mâchoire inférieure, où elle prenoit

racine au-dessous de la première et
de la seconde dent molaire, s'étendoit
jusques vers la face interne de la partie droite. Cette tumeur, en occupant
presque tout l'intervalle du cintre
intérieur de la mâchoire, en avoit dé-
placé la langue, et la tenoit appliquée
contre le palais ; de façon que la malade ne parloit, ne mangeoit et n'ava-
loit qu'avec beaucoup de difficultés.
La surface supérieure de cette fongo-
sité , assez ressemblante à un gros
marron d'Inde aplati, étoit entr'ouverte par une crevasse irrégulière et
profonde, d'où sortoit une sanie san-
guinolente. Le pédicule de cette tumeur n'avoit pas plus d'étendue qu'une
pièce de vingt-quatre sols, mais il étoit
moins rond et un peu plus allongé en
ovale. Sa masse étoit libre et flottante
dans la bouche. Des douleurs lancinantes, presque continuelles, se faisoient sentir, et elles augmentoient

souvent pendant la nuit : l'intérieur de l'os sembloit alors en être le siége principal. M. Brouillard jugea que la tumeur étoit cancéreuse, et qu'il falloit absolument l'extirper. Son pronostic fut avantageux ; la forme de la tumeur étoit des plus favorables, et sa cause ne pouvoit rien faire présumer de fâcheux : on en rapportoit l'origine au déchirement que les gencives avoient souffert par le fragment d'une coquille de noix écrasée entre les dents, trois ans auparavant. Il étoit survenu un fongus, dont les progrès successifs avoient produit la tumeur qu'il convenoit d'emporter. M. Brouillard auroit pu facilement en faire la ligature : mais après avoir préparé la malade par les remèdes généraux, et extirpé les deux premières dents molaires fort vacillantes, il crut devoir préférer le bistouri. Un morceau de bois, en forme de coin, mis entre les dents, empêcha la malade de fermer la bouche. La tumeur, saisie par le pouce et le doigt index de la main gauche, fut emportée avec l'instrument tranchant conduit par la main droite : cette section eut l'avantage de pouvoir laisser couler une certaine quantité de sang, que les astringens ordinaires, aidés de la compression, arrêtèrent sans peine.

» La malade dormit peu pendant la nuit qui suivit l'opération ; il y eut encore quelques douleurs lancinantes à la plaie. Le lendemain sa surface parut dure, inégale et un peu protubérante. M. Brouillard y appliqua la pierre infernale, très-fortement, après avoir garni les environs avec de la charpie pour les garantir de l'impression de ce caustique. Immédiatement après l'application de la pierre, on garnissoit la surface de la plaie avec de la charpie sèche, qu'on changeoit dès qu'elle étoit imbibée de salive. Six heures après l'action du caustique, on touchoit l'escarre de temps à autre avec de l'huile de myrrhe, mêlée de miel rosat. On répéta, pendant huit jours, l'application de ce caustique, et les deux derniers jours il fut appliqué matin et soir : l'état de la plaie n'éprouvoit aucun changement favorable : il se faisoit une repullulation si subite, qu'on ne s'apercevoit pas au soir que le caustique, appliqué le matin, eût en rien diminué l'élévation des chairs. Elles étoient toujours dures, inégales, douloureuses et saignantes au moindre attouchement. M. Brouillard ne vit plus de ressource contre un mal si rebelle, que dans le cautère actuel : il en fit en conséquence construire un d'argent, dont la plaque étoit de la figure et de la grandeur de la plaie, avec une surface légèrement convexe.

» On préserva la langue en l'enveloppant d'un linge double trempé dans de l'eau froide, et en la tenant éloignée avec une cuiller à café ; on mit de pareils défensifs sur les parties voisines, et M. Brouillard attendit, pour appliquer le cautère, qu'il ne fût plus rouge. Il l'appuya assez fort l'espace de deux ou trois secondes : on ne put pas le laisser plus long-temps, parce que la malade, incommodée par la fumée, fit le signe dont elle étoit convenue avec l'opérateur, pour l'avertir de se retirer. Un mélange d'eau froide et de lait tenu fréquemment dans la bouche, calma les accidens de la cautérisation ; ils consistoient en quelques douleurs qui se faisoient sentir jusques dans l'oreille, et assez vivement. Un peu de tension et d'inflammation déterminèrent à saigner la malade le soir. On continua les ablutions émollientes jusqu'à la chute de l'escarre, qui eut lieu le huitième jour. Elle fit voir une surface creuse, sans végétation renaissante comme auparavant : cependant l'aspect de la plaie n'étoit pas encore satisfaisant; le fonds étoit dur et saignant; de petits élancemens s'y faisoient ressentir, et la repullulation fongueuse paroissoit prête à se former. La malade ne refusa point une seconde application du cautère qui lui fut proposée : elle devenoit d'autant plus nécessaire, qu'il étoit visible que les racines du mal étoient implantées dans l'os ; qu'il falloit le cautériser et attendre l'exfoliation de sa surface pour être assuré de la guérison.

» Cette seconde application, faite avec les mêmes précautions que la première, eut les mêmes effets : on saigna la malade pour le gonflement accidentel; l'escarre ne tomba que le douzième jour : mais le vice local se trouva

totalement détruit ; l'exfoliation de
l'os se fit, et la guérison fut parfaite
deux mois après la seconde application du feu. »

Après avoir payé à M. Brouillard
ce tribut d'estime qu'il a bien mérité,
nous devons dire pourtant qu'il s'est
décidé un peu tard à l'application du
cautère : et le progrès de notre art,
auquel nous devons concourir, veut
que nous rappelions à nos lecteurs
cette semaine entière qu'il a perdue en
se servant du caustique, moyen très-
douloureux, dont l'inutilité devoit
être préjugée, et dont l'emploi auroit
pu avoir des suites fâcheuses. Mais
cette maladie grave par sa nature et
par le siége qu'elle occupoit, ayant
cédé à la seconde application du
feu, marquera toujours une époque
heureuse à ce grand moyen, en laissant un souvenir honorable du médecin qui, en prenant des précautions

12

qu'on ne doit point oublier, est parvenu à la guérir parfaitement.

Paré a guéri, par le cautère actuel, une grenouillette qui avoit été rebelle à l'incision. Rhuysch a traité avec succès un carcinome à la langue par le même procédé : et ces autorités véritablement imposantes, assignent pour toujours au cautère actuel la place qu'il doit avoir.

Que faisoient ces grands hommes en nous transmettant leurs succès ? Ils visoient à un but doublement honorable, le bien de l'humanité et la gloire qui suit toujours l'établissement des grands préceptes.

Mais comment concevoir qu'après les documens d'Hippocrate, de Paré, de Rhuysch et de tant d'autres auteurs véritablement célèbres que nous avons cités, documens qui ont été sous les yeux de tous ceux qui se sont voués à la médecine, on soit encore si fort arriéré sur l'emploi du cautère actuel (29) ?

Nous devons accuser sur ce point tous les praticiens qui nous ont précédés ; car, lorsqu'avec ce discernement qui conduit à la perfection des sciences pratiques, on croit devoir conserver certains doutes sur des objets aussi essentiels, rien n'est aisé comme une nouvelle expérience qui doit les dissiper. C'est ainsi qu'on obtient des résultats certains ; et cette manière de se convaincre soi-même, doit au moins persuader ceux qui suivent la même carrière.

Nous avons à regretter que MM. Louis, Sabatier, Desault n'aient pas conçu le bien qu'on auroit pu obtenir

---

(29) On voit avec peine que Heister, l'un des flambeaux de la chirurgie du dix-huitième siècle, n'ait pas été partisan du cautère actuel. *Heister, cap.* 12, *lib.* 4.

de pareil travail, et qu'ils se soient bornés à nous décrire quelques occasions dans lesquelles le feu a rempli leur attente. On peut dire pourtant que M. Louis, partisan du feu, l'a placé avec succès dans des circonstances très-difficiles; mais M. Louis est déjà loin de nous. Sa conduite relativement au feu est d'autant plus digne d'éloges, qu'ayant suivi de près Dionis dans la carrière médicale, ce dernier, auquel on ne peut refuser d'avoir joui d'une grande réputation, s'étoit déclaré l'ennemi du cautère actuel.

Sans doute, à l'exemple de Félix Wurtz (30), Dionis a regardé ce moyen de guérir comme une suite de l'ignorance barbare de quelques praticiens des siècles reculés. « Je ne vois

_____

(30) Voyez la page 12 du Discours préliminaire.

plus personne (s'écrie ce professeur) (31), qui ose employer les cautères, et si je vous en entretiens ici,
c'est plutôt pour vous en donner de
l'horreur, que pour vous conseiller
de vous en servir. »

Cette sortie bizarre et ridicule de
Dionis contre le cautère actuel,
auroit dû être blâmée par les hommes
éclairés qui vivoient de son temps,
comme par ceux qui lui ont immédiatement succédé dans l'enseignement
d'un art dont les erreurs passent facilement du maître au disciple, et deviennent toujours plus dangereuses.

Car Dionis ne pouvoit point ignorer que le cautère actuel n'eût été
regardé par les premiers maîtres de
l'art, comme un des plus grands
moyens qui fût à leur disposition.

Ainsi rien ne peut excuser sa con-

---

(31) Voyez la Démonstration 10ᵉ.

duite diffamatoire. Elle est d'autant plus blâmable, qu'elle a contribué peut-être, et pendant plus d'un demi-siècle, à l'abandon total d'un remède auquel on ne donnera jamais trop d'éloges.

S'il est vrai qu'on nuit à la société lorsqu'on accorde à de soi-disans remèdes des propriétés qu'ils n'ont jamais eues, on n'est pas moins coupable, sans doute, de calomnier ceux dont les vertus ont été constatées. Aussi un écrivain judicieux doit-il peser avec une sévère exactitude, et les moyens qu'on a dépréciés à sa connoissance, et ceux qui doivent souvent leur réputation à des auteurs plagiaires qui ont erré sur les mêmes matières.

Je ne chercherai point à faire connoître ici tous les auteurs coupables chez lesquels Dionis peut avoir puisé ses principes faux et ridicules sur le

cautère actuel ; mais je crois devoir à
l'importance d'un pareil sujet, de dire
que son opinion s'est malheureusement accréditée, attendu que ses leçons étoient suivies avec acharnement,
et que ses ouvrages ont été lus, mé-
dités, traduits, et considérés pendant long-temps comme une source
de bons principes sur la médecine
opératoire. C'étoit toujours son livre
qu'on trouvoit dans les mains des
élèves français et étrangers qui venoient puiser dans la capitale du
monde les connoissances chirurgicales ; et l'amphithéâtre, dans lequel
Dionis professoit, suffisoit à peine à
ceux qui vouloient se nourrir de sa
doctrine.

Relever des torts semblables, est
une nécessité démontrée par l'effet
des erreurs en général, qui ne manquent jamais d'en produire d'autres ;
car les disciples de semblables maîtres,

qui viennent de tous les pays pour
s'instruire, sont à leur tour des pro-
fesseurs redoutables ou des écrivains
dangereux.

Ainsi en nous élevant avec raison
contre l'opinion de Dionis sur le cautère actuel, nous ne craindrons pas
de redire que ce moyen de guérir sera
toujours victorieux et ne produira
jamais que des effets salutaires.

A l'exemple d'Hippocrate et de
Gorter, l'un de ses commentateurs
éclairés, j'en ai étendu l'usage sur des
hémorroïdes rebelles, qu'on a si souvent attaquées à tort avec les sangsues
et autres moyens qui les ont fait
dégénérer en fistules. Parmi les guérisons que j'ai obtenues de ces sortes
de maladies très-incommodes, je m'en
rappelle avec plaisir une des premières que j'ai rencontrées.

Observation.

Un ancien officier du régiment Royal-Roussillon, infanterie, M. de la B., chevalier de St. Louis, retiré à St.-Servan, près St.-Malo, avoit employé avec la plus grande constance tous les moyens que la bonne médecine lui avoit inspirés. Plusieurs fois je lui avois fait l'ouverture de quelques-unes de ces petites tumeurs hémorroïdales qui, en formant une espèce de chapelet douloureux à la marge de l'anus, s'y présentent sous la forme de petites cerises remplies d'un sang noirâtre et coagulé : mais les incisions ne remédioient point aux accidens, et M. de la B., guérissant au moyen du cautère actuel nummulaire appliqué dans toute la partie affectée d'hémorroïdes, me donna un exemple que je suivis ensuite avec autant de succès que de confiance dans le traitement de quelques maladies de cette nature.

Je dois rappeler ici avec un souvenir qui m'est agréable, l'empressement avec lequel ce militaire distingué accepta le cautère actuel ; et quoique je ne l'aie point prévenu que sa guérison dût figurer dans cet ouvrage, les rares qualités de cet ancien ami, m'assurent qu'il verra volontiers que l'observation intéressante à laquelle il a donné lieu, ait pu contribuer à réhabiliter la mémoire d'un remède qui a produit ensuite une infinité de guérisons de toute espèce.

C'est donc en mettant à profit, comme je l'ai dit, les maximes d'Hippocrate, que j'ai porté plusieurs fois avec succès le cautère actuel sur les hémorroïdes , c'est-à-dire , sur des parties très-sensibles et voisines des organes les plus délicats. Mais je ne dois point laisser ignorer, en même temps,

que cet homme véritablement sublime, dont la mémoire est inséparable
de ce respect qu'on doit au profond
génie, aux vastes connoissances, ne
vouloit pas qu'on guérît entiérement
les hémorroïdes, dans la crainte de
donner lieu à l'hydropisie.

Je dois avouer ici que je ne me suis
point conformé à ce dernier précepte
d'Hippocrate; et je crois devoir déclarer qu'ayant obtenu des guérisons
parfaites d'hémorroïdes, dont plusieurs étoient avec un suintement lymphatique assez considérable, je n'ai
pas vu un seul des individus guéris,
avoir ensuite aucune sorte d'hydropisie.

J'ai même multiplié mes expériences avec un succès toujours égal, sans
recourir à d'autres remèdes préserva-
tifs, tels que la saignée et les exutoires
dont Gorter et plusieurs autres médecins ont tant recommandé l'usage.

Des documens semblables ont pu être donnés d'après quelques exemples d'hydropisies survenues à la suite d'hémorroïdes compliquées par d'autres maladies; aussi doit-on les considérer comme tant d'autres imperfections des temps reculés qu'on n'a point aperçues.

Dans les sciences dont les bornes sont encore loin de nous, imiter seulement les hommes recommandables qui les ont cultivées, ne seroit pas leur payer assez le tribut qu'ils méritent. Les mânes même de ces amis de l'humanité, dont les vœux ont été si bien signalés, réclament de leurs successeurs de rectifier les erreurs qu'ils ont pu commettre, seul moyen d'arriver à la perfection de ces sciences.

Si nous avions besoin de preuve dans cette assertion, nous la trouverions dans la conduite de Fabrice d'Aquapendente, qui, malgré la vénération qu'il devoit à Hippocrate, à Albucasis, relativement à l'exclusion que ces grands hommes donnoient au feu pour le traitement du cancer au sein, a pourtant guéri cette maladie par ce moyen.

Plusieurs fois en ma vie j'ai vu périr, à la suite d'ulcères cancereux au col de la matrice, des femmes dont les grandes douleurs m'avoient beaucoup intéressé, et qui avoient refusé avec obstination le cautère actuel, parce que je n'avois point d'exemple de succès à leur offrir en ce genre. Mais il est possible que ce grand remède devienne bientôt le spécifique véritable dans une des plus cruelles maladies qui soit à notre connoissance. La facile application qu'on en feroit avec les conducteurs convenables, en consumant les parties musculo-membrano-nerveuses que cet hydre nouveau se plaît à détruire, absorberoit peut-être les sucs perfides dont ces parties sont abreuvées. On pourroit, au besoin, réitérer cette application avec prudence, dans un organe dont la contexture et les ressources ne sont point assez connues relativement aux avantages qu'on peut s'en promettre; dans un organe enfin qu'on sait avoir supporté plusieurs fois, dans le même individu, les opérations les plus terribles, en conservant des droits qu'elle sembloit devoir perdre.

Ce vœu que je forme ici quant à l'ulcère au col de la matrice, naît tout naturellement du besoin qu'on auroit de dompter ce mal, classé gratuitement peut-être avec les maux incurables dont le grand objet du médecin est d'anéantir l'espèce. Parmi les auteurs recommandables qui m'ont fait concevoir la nécessité de concourir efficacement à cet objet, il en est un surtout que je voudrois voir entre les mains de tous les élèves dans l'art de guérir, François Rousset, qui écrivoit en 1581 et dont je n'ai rien dit encore.

On voit avec une surprise mêlée d'admiration, qu'indépendamment des grands succès dont cet auteur a été témoin dans l'opération césarienne, il a porté le cautère actuel sur la matrice même pour ouvrir des abcès qu'il a guéris par ce moyen dans cette partie. Rousset a fait plus encore. Cet organe très-délicat, et qui rend si précieux pour l'homme l'être chéri chez lequel l'Auteur de la nature l'a placé pour en perpétuer l'espèce, ce chirurgien distingué, nourri des préceptes de Soranus, d'Aétius, etc., en a fait l'amputation dans des maladies qui auroient été mortelles; et le cautère actuel conjointement avec la ligature et le fer, lui ont servi efficacement à cette opération dont les succès ont été bien connus.

Partout Rousset prouve, par des témoins irrécusables, les faits qu'il avance ; et l'on ne peut se dispenser de dire qu'il élève l'âme de ses lecteurs à la hauteur du courage et de l'énergie qu'on doit avoir dans le manuel des grandes opérations du ressort de la chirurgie.

Qu'on n'appelle donc plus du nom de téméraires, ceux qui, animés par ce zèle ardent que le véritable amour du bien suggère, proposent de tout oser contre une mort certaine !

SECONDE PARTIE.

Outre les hémorroïdes que j'ai vu guérir par le feu, par le fer, et par divers médicamens soutenus près du rectum ou dans le rectum même à la faveur des suppositoires, j'ai aussi rencontré de ces maladies qui, ayant existé pendant long-temps avec des écoulemens sanguins, lymphatiques, sanieux, rebelles quelquefois et toujours très-incommodes, ont été parfaitement guéries sans que pour cela il soit survenu, à ceux qui en avoient été atteints, aucune espèce d'épanchement qui eût rapport avec l'hydropisie.

Il n'en est point ainsi à la suite des saignées et des exutoires. Ces moyens, qui sont encore applicables à certaines affections inflammatoires, parce qu'on n'en connoît pas d'autres, je

13

les ai vu produire l'empâtement , l'œdème , et d'autres congestions qui ont eu des suites fâcheuses.

Je fais le même reproche aux sang-sues, moyen contre lequel je me suis souvent élevé , soit en consultation de médecins , soit en parlant aux malades sans témoin : et j'ai tenu la même conduite relativement au cautère habituel qui , après un mois ou deux est sujet à de grands inconvéniens , et contrarie au moins la nature au lieu de la secourir. Il est vrai que dans un grand nombre de circonstances où j'ai cru devoir supprimer ces écoulemens d'habitude , j'ai examiné avec soin ceux des individus qu'on y a soumis : j'ai même quelquefois consulté sur ce point les médecins qui les avoient regardés comme indispensables, et cette dernière précaution m'a donné la certitude que beaucoup de gens éclairés sont encore trèsprévenus en faveur de ces remèdes.

Ces diverses observations, relativement aux avantages qu'on obtient de la cessation des exutoires, m'ont conduit nécessairement à des observations secondaires sur la nouvelle manière d'exister de ceux qu'on avoit cru devoir assujettir, pendant la vie entière, à ces fatigans remèdes ; et j'eusse été blâmable de les perdre de vue, ayant le désir extrême d'anéantir un abus à la suite des résultats obtenus dans des expériences que j'ai toujours répétées avec succès pendant longues années.

Mais après avoir acquis la preuve certaine que, sans la moindre imprudence, on peut abandonner toute espèce d'exutoire habituel, j'ai cru nécessaire encore d'appuyer mon système par une nouvelle assertion à laquelle les sceptiques les plus outrés n'auroient rien à opposer.

13.

N'est-il pas vrai que plusieurs maladies du ressort de la médecine opératoire, telles que les fistules, les ulcères, les fractures compliquées, les
caries, etc. se terminent enfin après
avoir fourni différens foyers de suppuration? n'est-il pas vrai aussi que
plusieurs de ces maladies se prolon-
gent pendant des saisons entières, et
même des années, malgré tous les
secours de la bonne chirurgie? Rien
n'est moins contestable assurément.

Hé bien, la guérison de ces maladies, qui s'accomplit à la faveur des
moyens thérapeutiques, n'arrive jamais sans que le malade ait parcouru
les diverses périodes d'une suppuration efficace qui, finissant lors de l'incarnation parfaite, conduit nécessairement à l'état de santé, et conséquemment à la cessation de tout remède.

Mais si ces diverses vérités doivent

être reconnues par la généralité des praticiens éclairés, pour peu qu'on veuille s'y arrêter, elles doivent en même temps convaincre ceux qui, ayant cru voir partout un vice des humeurs à corriger, conviendront enfin que ce soi-disant vice est plutôt une sotte erreur, ou du moins une prévention qu'il est important de détruire.

M. de S..., homme bien né, de la ville d'Apt (Vaucluse), âgé d'environ 60 ans, et dont les organes sont dans cet état de perfection qui constitue l'homme heureux, après avoir été opéré et guéri d'un polype nasal au mois de mai 1809, mit son éloquence à contribution pour me persuader qu'il feroit sagement d'avoir recours au cautère habituel, attendu qu'il se mouchoit beaucoup moins que pendant la maladie. Occupé alors de mon travail sur cette matière, il me fut aisé

de le convaincre du contraire ; et depuis plus de deux ans M. de S... jouit
de la meilleure santé, sans avoir usé
d'aucune sorte de remède soit avant
soit après le traitement d'un mal qui,
attaqué avec l'arme convenable, est
rarement sujet à récidive.

Ce dialogue réitéré entre M. de S...
et moi ne fut point sans effet : M. Musso,
docteur en chirurgie et médecin ordinaire de M. de S... qui en avoit été
témoin, ayant adopté mes principes
relativement au cautère habituel, me
pria de voir quelques individus qui,
soumis à cet exutoire depuis long-
temps, le regardoient à tort comme
un prophylactique assuré contre toutes les maladies. Je visitai ces véritables dupes d'une ancienne crédu-
lité, je m'en fis entendre, et depuis
ce moment M. Musso, qui ne connoît plus ce préservatif imaginaire,
m'a écrit la lettre suivante, et m'a

envoyé le procès-verbal qui la suit.

« Depuis que j'ai adopté vos prin-
» cipes sur les cautères et les vésica-
» toires habituels, j'en ai supprimé
» sur un grand nombre d'individus
» qui, s'en étant bien trouvés, m'en
» remercient tous les jours. Quant au
» cautère actuel, je n'ai pu m'en servir
» qu'une fois. Je l'ai appliqué à la nu-
» que sur les vertèbres cervicales. Il a
» produit un grand succès sur Mad...,
» âgée de 45 ans, qui, étant attaquée
» depuis plus de deux mois d'une pe-
» tite fièvre avec toux, expectoration
» difficile et sueur fréquente, surtout
» la nuit, touchoit à la phthisie pul-
» monaire. Il y a plus de six mois que
» cette guérison se soutient. Mad...
» avoit porté sans succès un vésica-
» toire, et on lui avoit prodigué beau-
» coup d'autres remèdes qui n'avoient
» pas été plus heureux.

        » *Signé* Musso. »

« L'an mil huit cent neuf et le qua-
» torze du mois d'octobre, savoir fai-
» sons, nous Michel Musso, docteur
» en chirurgie de la ville d'Apt, dé-
» partement de Vaucluse, que nous
» étant rendu cejourd'hui chez mes-
» dames *** de cette ville, que nous
» aurions traitées depuis environ
» quatre ans, la première, de vertiges,
» dégoût, malaise général à la suite
» de la cessation des règles que l'âge
» de cinquante-quatre ans avoit ame-
» née; la seconde, de douleurs vagues,
» céphalalgies, migraines, et de vo-
» missemens fréquens, le tout pro-
» duit par la même cause et à l'âge de
» quarante-huit ans, à l'effet de recon-
» noître si la suppression des cautères
» que lesdites Dames portoient depuis
» environ trois ans, ordonnée ladite
» suppression par M. Imbert Delon-
» nes, officier de santé supérieur des
» armées, actuellement chirurgien en

» chef de la Succursale des Invalides
» à Avignon, n'avoit pas été nuisible
» à la santé dont lesdites Dames jouis-
» soient par l'application de ces cau-
» tères, joints aux autres remèdes
» employés par nous, nous aurions
» reconnu que non-seulement ladite
» suppression n'avoit pas nui à ces
» Dames, mais qu'elles avoient acquis
» plus d'embonpoint et plus de force,
» de manière qu'en l'état leur santé
» ne laisse rien à désirer.

» Disons de plus, que voulant pro-
» fiter des avis et de l'opinion dudit
» M. Imbert, étayée, ladite opinion,
» par un raisonnement sûr et solide
» qui nous auroit convaincu qu'elle
» étoit le fruit d'une expérience suivie
» et d'une étude approfondie, nous
» aurions pratiqué la même suppres-
» sion d'anciens cautères sur trois
» autres personnes confiées à nos
» soins, et que le résultat de ladite

» suppression n'auroit jamais eu de
» suites funestes, tandis qu'en les
» conservant lesdites personnes de-
» voient nécessairement s'affoiblir de
» jour en jour.

» Tel est le procès-verbal que nous
» aurions redigé pour rendre hom-
» mage à la vérité et constater notre
» adhésion à l'opinion dudit M. Im-
» bert relativement à la suppression
» des anciens cautères et à leur abus.

» A Apt, les jour, mois et an sus-
» dits.

» Musso, Dr. en chirurgie. »

» Vu par le Sous-préfet d'Apt en
» légalisation de la signature de M.
» Musso, docteur en chirurgie de la
» ville d'Apt.

» A Apt, en Sous-préfecture, le 14
» octobre 1809.

» TERRAS. »

Après avoir justifié notre système sur l'inutilité et le danger même des cautères habituels par des preuves qui ne peuvent laisser aucun doute, nous avons cru devoir encore à nos lecteurs une série de succès que nous trouverons dans notre pratique même, car nous en avons beaucoup en ce genre.

Rien n'est moins rare en effet que les ulcères fistuleux ou avec carie et destruction partielle des os longs, provenant de coups de feu, qui, ayant laissé pendant quelque temps l'espoir de conserver le libre usage de ces parties, attaqueroient la source de la vie. C'est surtout dans nos hospices d'Invalides qu'on voit ces sortes de maladies dont les effets, quant à la suppuration qui les accompagne, sont à peu près les mêmes que ceux occasionnés par un long usage des exutoires. Les militaires qui en sont affligés se trouvent après quelques mois dans un état d'épuisement qui réclame à grands cris l'ablation d'une partie dont les fluides, destinés jadis à sa conservation, deviennent pus dans un foyer de transmutation qu'aucun autre moyen ne sauroit détruire. Et s'il est vrai que dans des cas de cette nature on se trouve contraint à pratiquer l'amputation pour tarir une suppuration qui auroit des suites fâcheuses, la même nécessité existe relativement à cette suppuration factice du cautère habituel qui, après un temps déterminé, n'auroit produit aucun changement favorable aux symptômes de la maladie qui avoit paru le réclamer.

Observation.

MM. Beritau, Fréderic et Lamande, tous trois officiers honoraires des Invalides de la Succursale d'Avignon, âgés de 3o à 4o ans, étoient affectés d'ulcères atoniques avec fistules, et perte de quelques portions des os de la jambe. Le premier, affoibli par une longue suppuration de trois ou quatre ans, étoit réduit à une suffocation très-pénible, et se traînoit douloureusement sur une jambe de bois. Le second, constamment affligé d'une fièvre lente depuis son arrivée des hôpitaux des armées, dépérissoit tous les jours dans notre hospice, et son état n'offroit qu'un espoir incertain pour l'amputation. Lamande seul, doué d'une forte constitution, supportoit sans se plaindre une maladie qu'une jeune personne, objet de tous ses désirs, vouloit voir terminer avant de s'unir à lui (32).

---

(32) M. Lamande, l'un des militaires que notre Municipalité a choisi pour être doté lors de son mariage, le 9 juin 1811, a aussi reçu de la noble générosité de M. le Comte Durosnel,

Fréderic et Beritau furent opérés à ma campagne de Châteaublanc, près Avignon, le 1ᵉʳ avril 1808. Je dus prendre cette précaution, qui donnoit à ces intéressans malades, avec la jouissance d'un air pur, bien différent de celui des hospices, ce degré de confiance qui doit influer de tant de manières sur les succès des opérations majeures.

M. Lamande fut opéré plus tard dans notre infirmerie des Invalides, par MM. Pontanier et Charpi, mes collaborateurs. Ces trois malades, dont les deux premiers portoient une complication très-prononcée de mala-

---

général de division, aide-de-camp de S. M., que la ville d'Avignon a eu le bonheur de posséder cette année pendant quatre mois, une dotation très-honorable pour ses bons services envers la patrie, et la bonne conduite qui l'a toujours distingué.

dies graves , ont été parfaitement guéris, et jouissent depuis lors d'une santé que rien n'a dû interrompre.

Observation.

Rose Orcière , fille de Nicolas , garde-champêtre et jardinier, de la petite ville de Château-renard , près Avignon, âgée de 18 ans, et d'un tempérament des plus robustes , eut, à l'âge de 16 ans , une ophtalmie compliquée de taies sur les deux yeux. Cette maladie paroissoit de nature à détruire en peu de temps l'organe de la vue.

Beaucoup de remèdes furent employés ; on plaça un seton à la nuque dans les premiers momens de cet orage, et ensuite un cautère habituel à chaque bras. Ces puissans dérivatifs mirent un terme à l'ophtalmie, et la vue sembla vouloir se rétablir. Les taies disparurent en partie ; mais trois mois après, la vue devint incertaine et foible, sans ophtalmie ; il se joignit à ce nouvel accident des migraines très-douloureuses ; le flux périodique de ce tempérament colossal devint moindre , fut supprimé ensuite , et Rose Orcière , qui conserva toujours ses divers exutoires, s'affoiblit d'une manière inquiétante ; son visage devint pâle , ses jambes s'engorgèrent , et l'on voyoit chez elle les signes précurseurs et certains d'une hydropisie générale.

Rose Orcière étoit dans cet état fâcheux, lorsqu'elle vint me consulter à Avignon. Après m'être bien assuré de tout ce qui s'étoit passé dans cette maladie, je crus voir que les divers exutoires qu'on avoit long-temps continués étoient devenus nuisibles par l'excès de suppuration qui en découloit. En conséquence, je prescrivis d'abord la suppression du séton à la nuque, qui fut faite en ma présence. Un des cautères habituels fut supprimé au bout de six jours, et le second la semaine d'après. Enfin, avant quinze jours de cette heureuse réforme, la malade reprit un peu du courage qu'elle avoit perdu ; ses forces s'augmentèrent, sa vue s'améliora de jour en jour, le flux périodique parut le deuxième mois ; la guérison fut parfaite, et au moment où j'écris, Rose Orcière, dont le père est fermier-jardinier dans un domaine de M. Quenin, maire et docteur en médecine de Château-renard, compte plus de deux ans d'une santé que rien n'a troublé depuis lors.

Observation.

Jean Rousset, fils d'André, fabricant en laine de la même ville, âgé de

15 ans, éprouva des paroxismes très-rapprochés de convulsions, pendant une semaine entière. Cette maladie parut céder aux anti-spasmodiques ordinaires, mais l'œil droit de ce jeune homme resta dans un état fixe, presque immobile et privé de ses facultés. Divers remèdes furent employés pour parer à ces accidens ; on plaça aussi un cautère au bras gauche. La suppuration bien établie le dixième jour sur cette partie, produisit un effet bien favorable à l'œil du jeune Rousset, et l'on n'eut d'autre indication dans ce moment, que celle de conserver un exutoire à la faveur duquel on avoit paru obtenir sa délivrance entière.

Déjà on avoit compté trois mois d'un état calme, quand l'œil s'affecta de nouveau : la vue en devint foible, les mouvemens de cet organe n'étoient plus libres, le malade souffroit de maux de tête. Tels étoient les accidens

lorsqu'on vint me consulter à ma campagne le 15 mai 1810. Je conseillai
d'abord les bains de pied, l'usage du
quinquina à petite dose, et surtout la
cessation du cautère, dont la suppuration m'avoit paru très-abondante.

On se conforma facilement à mes
conseils, quant aux remèdes ; mais la
mère Rousset fut rebelle à la suppression du cautère, dont elle avoit tiré
en effet de grands avantages, et je
n'entendis plus parler de ce jeune malade qu'après environ six semaines.

Il lui étoit alors survenu une toux
sèche et fréquente, son visage étoit
bouffi ; avec une maigreur effrayante,
il avoit une répugnance invincible
pour tous les bons alimens. A ces fâcheux symptômes s'étoit joint un mouvement fébrile, plus fâcheux encore,
et l'œil étoit devenu plus malade. Je
déclarai alors l'absolue nécessité de
supprimer le cautère, d'augmenter la

14.

dose de quinquina, qui fut portée à deux gros par jour avant le repas, et d'ajouter à ce puissant fébrifuge l'usage du lait de vache soir et matin.

Cette nouvelle prescription fut suivie très-exactement, et le succès le plus prompt prouva que cet état fâcheux dans lequel le jeune Rousset étoit retombé, devoit être attribué à la continuité du cautère. Avant la fin du mois, tous les accidens avoient disparu. Je l'ai vu au mois de juillet 1811, jouissant depuis plus d'un an et sans interruption, de tous les avantages attachés à l'adolescence.

Observation.

M. Blairat fils, négociant de Tarascon (Bouches-du-Rhône), n'ayant pas 17 ans, vint me consulter avec madame sa mère, le 1.er novembre 1810, couvert de cautères au bras et à la nuque, les poches pleines de consultations des médecins les plus renommés des contrées du midi, les yeux douloureusement affectés, armés de lunettes de verre vert, et n'ayant plus que le degré de vue nécessaire pour se conduire.

Cette maladie, contractée dans une maison d'éducation à Marseille, étoit une ophtalmie compliquée de taies sur la cornée des deux yeux, avec divers points d'ulcération sur la conjonctive et sur les glandes ciliaires, qui avoient détruit la plus grande partie des cils.

Quoique je n'aime point à recevoir chez moi des malades, en raison des soins infinis qui sont attachés à cette sorte d'hospitalité, je ne pus résister aux prières mêlées de larmes d'une très-jeune et très-intéressante mère, et j'adoptai pour deux mois le jeune adolescent qu'elle me confia.

Cet état de cachexie du jeune Blairat, provoqué d'abord par un travail souvent trop forcé des classes,
augmenté ensuite par la manière
dont on avoit considéré la maladie,
n'étoit point nouveau pour moi; aussi
je dus supprimer les cautères le premier jour : le lendemain je prescrivis
à mon malade l'usage des bons alimens, qu'il prenoit à ma table, et
chopine de lait de vache chaud et
sucré matin et soir, et mêlé avec la
quantité de pain qu'il vouloit. Je le
privai aussi du vin.

Mon jeune commensal, très-con-
tent de ce nouveau régime, cessa
toute espèce de remède pendant six
jours. Après ce temps, je soufflai
deux fois le jour dans ses yeux,
du sucre candi en poudre très-fine,
à laquelle je mêlai une dixième partie
de précipité rouge. Je passai, quelques jours après, à l'usage d'une

pommade ophtalmique, faite d'onguent rosat, avec addition de la huitième partie du même précipité, dont
le malade mettoit dix à douze fois le
jour sur le bord des paupières, au
volume d'une lentille au bout de son
doigt.

Ce traitement bien simple, fut
promptement suivi de bons effets. Les
douleurs des yeux furent calmées la
première semaine ; les taies de la cornée diminuèrent, l'ulcération de la
conjonctive et des bords ciliaires suivit la même marche d'une manière
très-sensible, et avant la fin du deuxième mois cette maladie, dont les symptômes sembloient annoncer la perte
de la vue, fut parfaitement guérie.

Après avoir donné ces dernières
observations sur les avantages des
exutoires supprimés sur des personnes d'un âge tendre, il n'est pas moins
intéressant de prouver par d'autres

exemples pris sur des individus âgés, que la même suppression peut avoir lieu sans le moindre inconvénient, et qu'elle doit, sous plusieurs rapports, avoir d'heureuses suites.

Observation.

La nommée Marguerite Muratori, épouse de Jean Boyer, cultivateur à Château-renard, âgée de 54 ans, avoit depuis environ deux ans à la malléole interne de la jambe droite, un ulcère dont la surface étoit large comme un œuf de poule aplati. Sa jambe étoit dans un état d'engorgement érysipélateux, avec douleur continuelle et privation absolue de tout mouvement de progression. Cette maladie étoit la suite d'une chute de cheval négligée. Un cautère exutoire avoit été placé à la partie interne et inférieure de la cuisse du côté malade, et suppuroit

abondamment, sans changer la nature
de l'ulcère qu'on avoit espéré de guérir par ce moyen.

Après avoir interrogé la malade,
je crus pouvoir supprimer le cautère
qui étoit au moins inutile, puisqu'il
n'avoit produit aucun effet. La jambe
malade fut soumise à des bains émol-
liens savonneux ; l'ulcère fut pansé
méthodiquement ; et au moyen d'un
bon régime, cette mère de famille,
que j'avois trouvée dans l'impuissance
d'entreprendre aucun travail, fut rendue à ses affaires domestiques parfaitement guérie de son ulcère, et délivrée de son exutoire habituel.

Observation.

M. Jean-Louis Carles, ouvrier im-
primeur, portail Maillanen, île 47,
n.º 13, à Avignon, âgé de 70 ans, étoit
affligé depuis sept ans d'un ulcère à la

partie moyenne et antérieure de la jambe gauche, de forme irrégulière, et large comme un gros écu, suite d'un ancien coup reçu à cette partie.

Cette maladie tenoit M. Carles dans un état de douleur et même de foiblesse continuelles. On la voyoit avec peine résister à toute espèce de traitement. Parmi les remèdes qu'on avoit administré, on n'oublia point un cautère habituel, qui fut placé sur la partie inférieure et interne de la cuisse du côté droit. Ce dernier moyen rendit la maladie plus douloureuse et n'en changea point le caractère. Enfin le malade, tourmenté depuis plus de six ans de son ulcère et de son cautère, vint me consulter le 2 septembre 1809. Après l'avoir bien entendu, mon premier regard se porta sur le cautère, que je supprimai comme très-nuisible. Quant à l'ulcère, il fut pansé avec une pommade cicatrisante, faite d'un

huitième de précipité rouge sur les
sept huitièmes d'onguent rosat récent,
le tout bien porphyrisé et mêlé exactement.

Après la première semaine de la
suppression du cautère et d'un pansement très-méthodique de l'ulcère, les
forces du malade augmentèrent sensiblement : il fut guéri le troisième mois,
non-seulement de son ulcère , mais
encore des maux qu'il souffroit relativement au cautère habituel. M. Carles, âgé à présent de soixante et douze
ans, a repris toute la force qu'il avoit
à 50 ans : il est employé à l'imprimerie de M. Bonnet, et compte vingt-deux
mois d'une guérison qu'aucune indis-
position n'a troublée encore.

Les succès qu'on vient de voir dans
les maladies qui font le sujet de ces
dernières observations , étant parfaitement d'accord avec beaucoup d'autres de la même espèce, je crois inutile

d'en multiplier les exemples ; je dirai seulement que les personnes auxquelles j'ai cru devoir conseiller l'abandon de leur exutoire habituel, ont toujours éprouvé un changement favorable à leur constitution, et que plusieurs de ces personnes, faites pour tenir un rang distingué dans la bonne compagnie, ont trouvé dans la cessation de ce dégoûtant remède, le moyen de rentrer dans le cercle du vrai bonheur dont ils étoient sortis. On peut donc établir comme un précepte nécessaire, ou comme un principe incontestable, que toute obstination à continuer un exutoire dont après un mois ou deux au plus, on n'auroit pu retirer quelque avantage, devient dès ce moment un mal nouveau qu'il faut se hâter de détruire.

Qu'arrive-t-il en effet de cette persévérance à prolonger plus long-temps ces sortes d'excrétions purulentes , quand elles ne diminuent point les symptômes de la maladie qui avoient semblé les réclamer? Une lymphe qui est presque toujours sans l'altération qu'on avoit préjugée, vient se changer en pus dans un foyer factice toujours environné de fièvre locale, d'éréthisme, d'inflammation, de douleur, d'ulcération enfin ; et cette lymphe, d'où vient-elle ? On l'arrache à la partie la plus suave du sang, la plus homogène ; c'est la partie la plus assimilée aux sucs les plus épurés, aux sucs les plus subtils. Cette lymphe enfin que l'on force à se convertir en pus, avoit une destination plus belle, plus heureuse ; elle devoit concourir au renouvellement du fluide nerveux, du fluide animal, du fluide vital, pour parler plus correctement le langage de l'école, qui ne peut être que celui de la nature, et donner un héritier peut-être à celui qui, toujours livré à ces sortes d'excrétions , au moins superflues , a passé les plus belles années de sa vie dans un état d'épuisement forcé , par une sorte d'empirisme qu'il est bien important d'abolir (33).

---

(33) La lymphe qui , par sa nature et ses caractères particuliers , établit peut-être elle seule la grande différence des invidus relativement à la force organique et aux facultés morales, a dès longtemps occupé les anatomistes les plus exacts , les physiologistes les plus profonds, et les physiciens les plus exercés dans l'art des expériences chimiques. Peu d'accord entre eux sur la véritable origine de cette humeur , sur son essence , sur son identité, ils la classent parmi les sucs gélatineux, albumineux, glutineux. Il est certain que , se confondant sans cesse avec le fluide nerveux dans les anastomoses , qu'on voit très-facilement dans les glandes entre les vaisseaux nerveux et les vaisseaux lymphatiques , la lymphe doit être le résultat d'un travail nouveau de la nature à la suite de l'hématose. L'analogie qu'on a trouvée entre la lymphe et le serum du sang , ses rap-

Malheur donc à ceux qui, après avoir réfléchi sur ces vérités, ne se défendront pas de l'abus, ou du moins de la trop grande continuité de pareils remèdes ! Malheur à ceux qui n'auront point assez de discernement

---

ports avec la partie couenneuse de ce dernier, qu'on voit à la suite de la saignée dans les maladies inflammatoires, la facilité qu'elle a de se coaguler par la chaleur, par les acides, par les spiritueux; les huiles, les sels qu'on en tire, et toutes les expériences faites sur cette humeur depuis environ cent soixante ans, prouvent jusqu'à l'évidence qu'elle joue le plus grand rôle dans l'exercice des fonctions vitales : et si le sang peut être considéré comme le fluide où elle prend sa source avec ses tubes qu'on voit commencer aux dernières divisions artérielles, ne doit-on pas conclure qu'on ne sauroit être trop avare de ces deux fluides les plus animalisés des substances animales, dont la réproduction parfaite est au moins très-difficile ?

Voyez sur cette importante matière, Rudbeck, Bartholin, Bellini, Stenon, Vieussens, Monro, Haller, Quesnai, Senac, De Haen, Parmentier, Deyeux, Fourcroy, etc.

pour juger que le malade le plus robuste ne luttera point impunément contre l'usage prolongé de ces égoûts illusoires qu'on veut associer aux secours de la nature dans ces maladies lentes ou chroniques, que ces moyens rendent toujours plus rebelles et souvent incurables.

Si l'on consulte Van Helmont sur cette matière, on voit que ce maître de l'art, dont les connoissances ne sont point équivoques, s'élève hautement contre cet exutoire habituel. Van Helmont ne craint pas de dire avec une sorte d'exclamation, que mille fois en sa vie il a fait supprimer ces écoulemens factices, sans qu'un seul des individus qu'on y avoit assujettis ait jamais eu la moindre raison de s'en plaindre (34).

---

(34) *Etenim supra mille fontanellas incarnari jussi, cujus hactenus, quod sciam, neminem pœnituit.* Van Helmont, de cauterio.

Théophile Bonet nous dit, qu'au cautère exutoire si injustement préconisé par plusieurs médecins contre les maladies des yeux, il a toujours préféré l'usage de la teinture de rhubarbe, avec laquelle il a guéri, dans l'espace d'un mois, une exophtalmie rebelle à une fille de trois ans. Bonet croit, peut-être à tort, que le principe de ces maladies est souvent dans le bas-ventre; mais il dit avec raison que le cautère exutoire, dans pareilles circonstances, au lieu d'affoiblir la maladie, en aggrave les symptômes en dérivant les humeurs vers les parties supérieures (35).

Lazare Rivière, de Montpellier, dont l'autorité n'est pas moins recommandable, avoue aussi de bonne foi, dans son Traité sur l'Ophtalmie, que

_____

(35) *Bonet, liber primus, de capitis affectibus, sectio XXII, observ. LXIV.*

des maladies de cette nature, pour lesquelles on avoit porté long-temps et sans succès un cautère à l'occiput, se sont trouvées guéries promptement et d'elles-mêmes, par la cessation de cet ulcère artificiel. Rivière ajoute encore, que ce moyen ne servoit qu'à attirer les humeurs des parties inférieures au voisinage des yeux, très-susceptibles de fluxions par la foiblesse qu'ils avoient contractée pendant la longue maladie qui avoit fait recourir sans succès aux cautères, aux sétons, aux vésicatoires, etc. (36).

Cette dernière réflexion du professeur célèbre d'une des premières écoles, nous conduit à croire que, loin de guérir les maladies des yeux, ces divers exutoires sont devenus la cause secondaire des fluxions qui les ont opprimés dans la suite, soit que la

(36) *Lib.* 2 , *cap.* 8, *de Ophtalmia.*

foiblesse de ces organes glanduleux ait pu s'attribuer aux maladies pour lesquelles les exutoires avoient été conseillés, soit que l'appauvrissement général auquel les exutoires donnent lieu, ait déterminé la continuité de la maladie.

Mais ces différens reproches qu'on a droit de faire aux cautères habituels, et qui peuvent également convenir aux vésicatoires, aux sétons, etc. ne sont pas les seuls sans doute. Il en est un auquel on ne s'est point encore arrêté, quoiqu'il soit assurément d'une conséquence bien majeure pour tous les individus qu'on a rendus esclaves de ces divers moyens, en les obligeant à les garder toute leur vie, sous peine d'une mort prochaine.

Une malheureuse expérience a souvent fait voir que le phlegmon, l'érysipèle, le furoncle, arrivent plus particulièrement aux personnes qu'on a

15.

soumises à ces exutoires d'habitude. Tous les praticiens qui auront observé ce qui se passe aux environs des ulcères qu'on entretient par ces moyens d'irritation continuelle et provoquée, seront obligés de convenir que cette espèce d'aréole qu'on voit presque toujours se prononcer aux environs de ces ulcères, devient la source naturelle de ces différentes explosions. Les pores inhalans de la surface *aréolique* ne manquent pas de porter dans le torrent de la circulation, la matière puriforme dont ces pores sont abreuvés sans cesse ; et pour peu qu'il y ait d'appauvrissement chez l'individu soumis au cautère habituel, l'insertion de ces diverses tumeurs se fait avec d'autant plus d'aisance, que la nature manque alors de moyens de se délivrer de ces sucs contagieux par la voie des excrétions naturelles qu'on a débilitées.

C'est par le même mécanisme qu'on pourroit expliquer la renaissance de ces furoncles qu'on voit se succéder pendant plusieurs mois, quelque précaution qu'on puisse prendre tant du côté des remèdes intérieurs que du côté du régime le plus sage, quand surtout on a voulu s'obstiner à les panser avec des corps gras.

Il est vrai que ces sortes de tumeurs dont le travail est lent pour l'ordinaire, se guérissent facilement par l'usage du cautère actuel qui, en dénaturant la maladie au premier abord, la fait marcher plus rapidement vers sa fin.

Observation.

Un vieillard de grande considération, âgé de 73 ans, d'un tempérament très-robuste encore et d'un physique assez bien conservé, fut attaqué de migraines, accompagnées de fluxion sur toutes les gencives, avec un ébranlement général de toutes les dents. Dans la longue nomenclature des moyens conseillés, son médecin, qui compte environ cinquante ans d'exercice dans son art, crut devoir placer un large cautère au bras gauche; mais cet exutoire ne produisit qu'un surcroît de mal. Les dents, toujours plus chancelantes, s'échappoient en détail: le vieillard, après six mois d'usage de ce cautère, fut atteint de furoncles à presque toutes les parties du corps. Il s'aperçut que la suppuration qui en sortoit devoit être la cause de ces nouveaux accidens, et ne remédioient point à ceux qu'il avoit éprouvés déjà. Il réclama en vain la cessation de son cautère; mais le médecin ne voyant dans tout ce qui se passoit qu'un vice des humeurs, lui rappeloit souvent la nécessité de le conserver.

Je ne dois point omettre que cet intéressant malade n'avoit de sa vie éprouvé aucune sorte de tumeurs, quand tout à coup il fut atteint d'un anthrax au bras droit, dont le caractère étoit bien prononcé. Cette tumeur, d'une large étendue, fut très-douloureuse, avec fièvre et délire ; elle parcourut néanmoins ses diverses périodes comme dans l'individu le plus robuste.

L'emploi des moyens connus fit céder tous les accidens. A cette époque (l'an 9), je fus consulté, revenant de l'armée des Grisons, et connoissant le malade dans toutes ses habitudes. Ma présence donna quelque ombrage au médecin qui, quoique très-instruit, tenoit un peu trop aux préjugés de l'ancienne école. Il savoit que mon attachement pour son malade m'avoit fait prononcer d'abord la suppression du cautère : je trouvois que cet exutoire, par lequel il s'échappoit une suppuration très-abondante, ne manqueroit point d'atténuer des forces qu'il étoit intéressant de conserver. Ma proposition de le faire cesser, fut acceptée d'abord par le malade, puis par le médecin que je parvins à persuader, fort de ce que j'avois observé déjà sur plusieurs individus, dont les tumeurs secondaires avoient été le produit de la ressorption ou du repompement du pus qu'on voit surnager sans cesse aux environs des ulcères artificiels pendant l'intervalle d'un pansement à l'autre.

L'existence bien prouvée des pores inhalans de l'épiderme sur toute l'habitude du corps, les phénomènes qu'on remarque lors de l'insertion du venin variolique ou du vaccin, de celui de la rage ; d'autres faits enfin dont j'avois été témoin, et tous analogues à celui qui nous occupoit, devoient me donner gain de cause.

Le cautère fut donc supprimé de suite ; je confiai à la nature la séparation de l'escarre de l'anthrax, en la sollicitant néanmoins par les cataplasmes de mie de pain, et les décoctions émollientes.

Le sujet de l'observation se trouva bientôt dans un état plus calme ; ensuite il fit à son dentiste le sacrifice de quelques dents branlantes et couvertes d'un tartre qui tenoit les gencives dans une disposition scorbutique ; l'état de sa bouche s'améliora d'une manière satisfaisante. Je l'ai vu long-temps après, à l'âge de 78 ans, jouissant de la santé la plus robuste, et telle qu'on pourroit la désirer dans les premiers temps de l'âge adulte.

Observation.

M. Pommė, auteur d'un traité bien connu sur les vapeurs, a publié en 1803 un petit ouvrage, dans lequel il parle d'une Dame de sa connoissance intime, à laquelle il fit appliquer un caustique exutoire, parce qu'il la trouvoit sujette à des éruptions cutanées. Trois jours après l'application de ce caustique, sa malade éprouva une fièvre d'un mauvais caractère. Un érysipèle flegmoneux se manifesta au bras gauche, sur lequel posoit le cautère : cette dernière maladie parcourut les épaules, la tête, le visage, la poitrine, et fut terminée enfin le 17e jour, après l'usage des évacuans et du quinquina dont la malade fit un long usage.

A ces deux dernières observations, je pourrois en réunir plusieurs autres;

car ce n'est pas sans raison que dans
une infinité de circonstances j'ai, à
l'exemple de Van Helmont, fait supprimer les cautères habituels. A l'exemple de Baglivi j'en ai fait autant des
vésicatoires, ayant au moins les mêmes
reproches à faire à ce moyen dont on
a fort abusé (37).

Cette opinion, que j'ai très-souvent
émise sur le long usage des exutoires,
a dû me tenir en garde contre l'emploi de cette ressource si souvent stérile, à laquelle j'aurois pu recourir
après avoir guéri plusieurs individus
des maladies les plus graves, et dont
la cause auroit pu être attribuée,
par beaucoup de médecins, au vice
du sang ou de la lymphe.

Il faut pourtant avouer que dans
quelques circonstances, il convient

(37) Voyez les Observations de Baglivi sur
les vésicatoires.

d'en continuer l'usage. Par exemple ,
dans toutes les maladies de la peau ,
telles que la gale , les dartres, qu'on
sauroit avoir été mal traitées et s'être
reportées sur quelque organe qui en
resteroit affecté, rien ne peut remplacer un et même plusieurs exutoires, qui doivent être continués un
mois ou deux , et même davantage ,
en soutenant le malade par une
bonne nourriture , et surtout par
l'usage habituel d'une certaine quantité de lait relative à la constitution
physique , sans contrarier la nature
quant à ce dernier aliment, qui ne
peut être efficace qu'autant qu'il est
bien digéré.

Ce n'est pas seulement dans les
maladies répercutées qu'on doit avoir
recours aux mêmes remèdes. Presque toutes les maladies aiguës les
réclament, quand surtout ces mala-

dies affligent des personnes d'un tempérament robuste.

La tête, la poitrine, le bas-ventre,
ensemble ou séparément, sont le
siége d'un levain morbifique qui
exerce d'affreux ravages : une fièvre
violente se déclare avec des symptômes alarmans, tels que le délire, la
frénésie, le coma, le carus, etc. La
coction de l'humeur peccante se feroit
lentement ; la saignée seroit peut-être
dangereuse par l'atonie dont elle pourroit être suivie, ou par l'exaltation
des humeurs qu'elle déplaceroit (38).

---

(38) Ces effets de la saignée, quoiqu'ils aient
été reconnus par divers praticiens d'un très-
grand mérite, ne sont pas toujours les mêmes.
M. de Haller a observé sur lui-même, qu'ayant
été saigné dans une fièvre continue très-fâcheuse qu'il eut à Gottingue, son pouls, qui
avant la saignée battoit cent vingt-deux fois par
minute, conserva la même vîtesse pendant et
après l'opération. Cette remarque de M. de

Les évacuans seroient suspects en raison de leur action trop excitante sur des organes dont la sensibilité est excessive. Enfin, le temps d'employer aucun moyen pharmacéutique n'est point encore arrivé : cependant tous les momens sont chers ; le viscère, dont le levain destructeur s'est déjà emparé, réclame sa délivrance, et déjà le malade se trouve excédé de ces boissons délayantes, insipides, dont la quantité, quelque modérée qu'elle puisse être, est au moins importune.

C'est surtout dans des cas de cette espèce qu'on est en droit d'espérer

---

Haller lui a fait dire que le mouvement des artères se ralentit plus tard que celui des veines, et l'a conduit à d'autres non moins essentielles. Voyez le savant mémoire de Haller, imprimé à Lausanne en 1756, page 106, sur les effets de la saignée.

des bons effets d'un ou de plusieurs exutoires, placés sur des parties vers lesquelles on puisse diriger plus facilement les sucs viciés qui semblent partir des viscères primitivement opprimés, pour arriver au tissu cellulaire qu'on sait être plus particulièrement le siége des vaisseaux lymphatiques, par les différentes surfaces des tégumens qu'on aura dû incendier à la faveur de ces moyens qui ont opéré tant de miracles. Et si l'on doit insister sur la nécessité d'un pareil traitement, c'est qu'il a été reconnu salutaire par l'expérience, et que tout autre, loin de calmer les accidens, pourroit les rendre plus rebelles.

On peut donc avancer comme un précepte sur lequel on ne s'est point encore assez arrêté, que dans les premiers temps des maladies aiguës, divers exutoires, et surtout ceux qui, comme le cautère actuel ou le séton

arrivent immédiatement au tissu cellulaire après avoir franchi les tégumens, pourroient concourir au salut
du malade, quand surtout les accidens
seroient assez graves pour affecter
sensiblement quelques-uns des organes dont il est important de hâter la
délivrance.

Mais comment expliquer ce déplace-
ment humoral quelquefois si prompt,
et qui tourne si souvent au profit du
malade ? La chose n'est pas des plus
aisées sans doute, quoiqu'on puisse
croire qu'il se trouve en nous des
voies qui facilitent le transport des
sucs pervertis, quand une force majeure leur fait quitter le lieu où ils
sembloient s'être fixés.

Cependant, si l'on peut raisonnablement avancer que dans toute maladie, avec des symptômes tels que la
fièvre, la douleur, l'oppression, le
point de côté, le coma, le délire, etc.

on produit au moyen des exutoires, comme on l'a dit déjà, une seconde fièvre artificielle et locale dans des points correspondans aux parties intérieures qui sont opprimées, on concevra cette révolution heureuse et rapide que les lois de l'attraction semblent seules pouvoir déterminer.

Ainsi divers canaux d'irrigation qu'on a fait prendre leur origine dans un torrent jadis dévastateur, ont fait cesser la dévastation et rendu salutaires les eaux dont ce torrent se forme.

Mais si l'on veut ensuite conserver les eaux du torrent à cette hauteur heureuse et tranquille qui les utilise dans leur course entière, il faut nécessairement supprimer quelques-uns des canaux qu'on avoit établis, et redonner à ce torrent, quand ses besoins l'exigeront, la partie des eaux dont on l'avoit justement privé.

16

Cette comparaison me servira quand, fondé sur l'observation, j'établirai la nécessité de supprimer, dans un temps marqué, certains exutoires qu'on avoit cru devoir continuer plus long-temps, parce qu'on n'avoit point aperçu que les tempéramens les plus forts s'affoiblissent, tout ainsi que les grands trésors dans lesquels on voudroit puiser sans cesse, tout ainsi que le torrent auquel il faut savoir restituer à propos les eaux dont on avoit cru devoir le priver.

Quand le cultivateur habile veut fertiliser un champ qui, par un excès de richesses, ne produisoit que de mauvais chardons ou des ronces inutiles, il le défriche d'abord, ensuite il atténue les principes trop féconds de la terre dont il est formé, en y semant plusieurs fois des végétaux utiles ; et par un engrais bien ménagé, il donne successivement à son champ cette fé-

condité relative qu'il ne manqueroit
pas de perdre à la suite d'une végétation
qu'on voudroit rendre continuelle.

N'est-il pas vrai que cette remarque
seroit applicable à ces individus dont
les incommodités fréquentes sont
occasionnées par une sorte de vitalité
fougueuse qu'on est forcé de réprimer ? L'abondance des sucs nutritifs
devient souvent chez eux une cause
première de maladie, tout ainsi que
l'appauvrissement de ces mêmes sucs
qu'on verroit succéder à un régime
trop sévère, à l'usage de ces médicamens qui, long-temps continués, sont
au moins inutiles, et surtout à la continuité du cautère habituel et de toute
espèce d'exutoire contre lesquels nous
avons cru devoir nous élever.

Il est pourtant des circonstances
dans lesquelles des praticiens éclairés
ont cru que ces remèdes devoient être
d'une nécessité absolue ; et quoique

16.

ces circonstances soient rares, il n'en est pas moins vrai qu'elles sont reconnues.

On lit dans Paré, que deux fois il a rendu la vue à un orfévre italien, appelé Messire Paul, demeurant en Nesle, près les Augustins, à Paris; cet homme, qui avoit éprouvé en vain le traitement de plusieurs médecins, étoit aveugle à la suite d'une fluxion très-considérable sur les yeux. Paré n'employa, pour guérir cette maladie grave, que le cautère actuel et le séton placés à la nuque. Mais le sujet de cette observation ayant voulu se débarrasser de ces exutoires un an après, il retomba dans son état de cécité, dont il se tira heureusement par un nouvel emploi du même remède, auquel Messire Paul s'assujettit volontiers.

« Si les topiques ne guérissent » point, dit Paré, il faut recourir à

» d'autres remèdes. De sorte qu'il est
» besoin d'un autre plus extrême, qui
» est le cautère actuel avec séton,
» appliqué derrière le col, lequel a une
» merveilleuse efficace aux fluxions in-
» vétérées. L'expérience quotidienne
» montre que tôt après que l'ulcère
» fait par ledit cautère jette boue, la
» vue se clarifie. »

Selon le même auteur, qu'on peut
regarder comme un des meilleurs
flambeaux de la médecine opératoire,
le séton rougi au feu a guéri d'épilepsie un jeune homme de vingt ans,
auquel Jacques Houllier, médecin de
la Faculté de Paris, l'avoit conseillé.
La bonne réputation que s'étoit acquise ce contemporain de notre auteur, lui avoit mérité de la part de
son ami Paré, le titre d'*homme de
grande érudition et de singulière doctrine.*

Paré dit de ce dernier malade,

» qu'il tomboit souvent d'épilepsie ;
» mais incontinent que son ulcère
» commença à jeter sanie, n'est tombé
» audit accident : et il est vraisembla-
» ble que le virus et vénénosité prend
» issue par l'ulcère dudit séton. »

Nous aurions désiré que Paré nous eût fait connoître la nature du tempérament des sujets des observations précédentes, que nous devons supposer très-robustes.

On voit dans Fabrice de Hilden, qu'Epiphanius Fernandus a rendu la mémoire et guéri la folie, en appliquant depuis cinq jusqu'à sept cautères sur la tête (39). Et si l'on en croit Baillou, le même moyen a servi efficacement dans un mal de tête qui duroit depuis sept ans, ayant résisté à une infinité d'autres remèdes (40).

---

(39) Fabrice de Hilden , page 232.
(40) Voyez le savant mémoire de la Bissière.

J'ai moi-même retiré de grands avantages du séton rougi au feu dans quelques maladies graves. Une d'elles , surtout, prouve bien que la médecine a de grandes ressources : mais , par une fatalité bien connue , les hommes capables de faire la juste application de cette science si précieuse, sont souvent appelés après des charlatans insignes qui , au lieu de guérir , ont déjà épuisé les tempéramens les plus forts par l'emploi des moyens les plus nuisibles.

Observation.

M. Roustan , de la petite ville de Montdragon (Vaucluse) , âgé de 51 ans , d'un tempérament vigoureux , gras , et d'une taille élevée , avoit depuis dix jours une fièvre putride catarrhale qui l'avoit réduit à un état désespéré. Des paroxismes de crachats

purulens, avec une extrême oppression, se renouveloient cinq à six fois
le jour, et sembloient devoir emporter le malade.

Je le trouvai assis dans son lit, seule
position qu'il pût supporter. Les médicamens et les topiques lui avoient
été prodigués : on avoit aussi placé
aux bras des vésicatoires dont il s'étoit
à peine aperçu.

Pour suppléer efficacement à ces
derniers remèdes, je crus devoir appliquer de suite à la nuque, et dans
la même direction, deux larges sétons
rougis au feu, mais seulement par le
centre de cet instrument. Je compris
dans les anses des sétons, autant de
tégumens qu'il me fut possible.

La partie soumise à cette espèce de
cautère actuel, resta douloureuse
pendant le premier jour ; il se fit par
les ouvertures un dégorgement assez
considérable, et les crises devinrent

plus supportables dès le lendemain.
L'état du malade s'améliora sensiblement à mesure que les sétons fournissoient une plus grande quantité de
matière séreuse. Enfin le quatrième
jour il fut hors de tout danger. A
cette époque la suppuration fut de
bonne espèce.

La facilité avec laquelle l'air par-
court le tissu cellulaire dans les préparations anatomiques, et dans celles
des quadrupèdes destinés à nos cui-
sines, m'avoit fait espérer avec raison
que ce tissu, placé entre les tégumens
et les muscles, se trouvant divisé par
ce cautère particulier, se prêteroit
plus facilement encore à la révulsion
ou à cet écoulement humoral, que si
les tégumens étoient lésés par toute
autre cautérisation.

Je ne dois point omettre que M.
Roustan faisoit usage du quinquina à
petite dose lorsque je le vis. Je dois

dire aussi que je portai ce remède à
une dose considérable ; qu'à ce puissant tonique, dont les effets sont ordinairement certains , je crus devoir
associer l'oxymel scillitique ; et que si
la maladie parut céder comme par
enchantement à ces divers remèdes
qu'on plaça dans l'ordre le plus convenable, il est néanmoins naturel de
croire que les deux sétons, dans
cette circonstance, ont agi plus efficacement que les médicamens intérieurs (41).

_____

(41) Parmi les médecins appelés dans cette
maladie, je distinguai M. Flour, jeune médecin
des armées, fixé dans la ville du St.-Esprit, sa
patrie, département du Gard, peu distante de
Montdragon. Il donnoit à M. Roustan, depuis
quelques jours , des soins très-suivis ; c'est
M. Flour qui avoit reconnu la nécessité des
vésicatoires, à l'application desquels un charlatan insigne s'étoit opposé ; c'est M. Flour qui
a continué les pansemens de ces exutoires et

Appliqué derrière le col, le séton rougi au feu doit avoir en effet une vertu excitante au premier degré. Là, il se trouve près du cervelet que

---

des sétons jusques au parfait rétablissement du malade, qui arriva dans moins de six semaines.

M. Flour a su, comme moi, que ce charlatan, auquel un diplôme en règle a donné le droit d'exercer ses prouesses dans une des plus belles contrées de la France, fut appelé le premier pour voir M. Roustan dans les premiers jours de sa maladie, et qu'après cette marque de confiance peu méritée, il s'étoit ensuite éloigné de cet intéressant malade, après certaines prescriptions bizarres, et motivant son départ sur une mort prochaine qui rendoit sa présence inutile.

Si ce terrible pronostic avoit pu se réaliser, l'empirique D..., que je n'ai jamais aperçu, mais dont je sais bien l'histoire, auroit conforté une réputation à la faveur de laquelle il fait toujours des dupes et souvent des victimes. Mais la jeune épouse alarmée de M. Roustan, trouva dans la prédiction du soi-disant médecin, et dans sa fuite même, la nécessité de s'environner de personnes plus consolantes, qui

Willis a cru être le grand moteur des fonctions vitales par les nerfs qui en dérivent. Indépendamment de cet avantage, le séton placé dans cette partie, a celui d'avoisiner la substance médullaire du cerveau, où l'on sait que tous les nerfs se trouvent confondus avant leur division; et le cœur, sensible à cette excitation par ses rapports avec les nerfs de la 8ᵉ paire ou la paire vague, doit être averti de la présence de ce corps étranger, avant même que la suppuration soit provoquée.

---

ont eu le bonheur de conserver à la vie un époux justement chéri, et un père très-nécessaire à une nombreuse famille.

Espérons que ces sortes d'événemens malheureusement très-ordinaires, prouveront la nécessité d'avoir la juste mesure des connoissances de tous ceux qui aspirent à l'honneur d'exercer une des professions les plus difficiles et en même temps les plus honorables.

Mais en supposant que, d'après les expériences de M. de Sauvages, le cervelet n'eût pas plus d'influence sur les mouvemens du cœur que le cerveau lui-même (42), n'est-il pas vrai que le séton, ainsi placé près des premières divisions des nerfs, se fait apercevoir non-seulement par l'action du feu qu'il a déjà imprimée, mais aussi par celle de la bandelette qu'il laisse dans la plaie, et dont la vertu irritante, comme corps étranger, se propage à tout le système nerveux, en agissant ensuite comme un double siphon sans cesse occupé de la dérivation humorale.

Je pourrois dire aussi qu'à la faveur des nerfs sous-occipitaux, que j'ai vus sur plusieurs cadavres rentrer dans l'intérieur du crâne avec l'artère vertébrale toutes les fois que j'ai voulu

(42) *Class. morb. VI, n.°* 26. 28. *Sauvages.*

suivre exactement la division de ces nerfs, le cerveau lui-même doit être affecté matériellement par le séton, duquel l'effet ne peut être indifférent dans aucun des cas qui obligent le médecin sage et clairvoyant à se servir de ce puissant remède.

Vingt fois peut-être j'ai guéri, avec le séton, des malades affectés de violens maux de tête, dont plusieurs avoient été soumis au traitement complet d'un vice syphillitique imaginaire (43). J'en ai retiré aussi de très-grands avantages dans les ophtalmies, soit que je l'aie associé à la pommade ophtalmique de Tronchin, quand elles étoient rebelles, soit que je l'aie employé seul quand j'ai pu juger que

---

(43) Ces diverses guérisons, que je publierai dans un autre ouvrage sur l'abus qu'on a fait si souvent du mercure, intéressent assez les progrès de notre art pour devoir s'en occuper.

cette maladie provenoit d'un transport momentané d'une humeur âcre
sur les yeux. En effet, l'ophtalmie est
pour l'ordinaire, et d'après le système
du célèbre Bordeu, une espèce de
cachexie purulente qui choisit la conjonctive, quelquefois la cornée, et
toujours les glandes ciliaires, pour le
lieu de son exaltation, au lieu d'aller
fournir partout ailleurs la matière
d'un abcès. J'ai vu souvent cette espèce
d'ophtalmie disparoître à la plus légère
application des collyres résolutifs. Elle
est quelquefois épidémique, comme
on l'a vue à Paris en l'an 11, où peu
de personnes en ont été exemptes :
mais celle-ci disparoissoit le troisième
jour, sans autre remède que les lotions
de l'eau de la Seine; elle tenoit à une
certaine combinaison de l'air atmos-
phérique, dont il seroit bien difficile
d'expliquer le mécanisme et la véritable composition.

Après avoir prouvé que le séton rougi au feu possède en effet la propriété d'excitation au premier degré, nous ne craindrons pas d'ajouter qu'il aide efficacement à la nature dans son état de foiblesse, soit que cette mère attentive ait été affoiblie par découragement, comme l'a prétendu le savant auteur de la Médecine expectante (44), soit que la débilité provienne de l'épuisement et de l'oppression qu'on voit succéder aux saignées, ou même aux évacuans trop précoces.

Cette espèce de cautère actuel, dont l'escarre est peu considérable, a d'ailleurs la faculté d'ouvrir à l'instant une porte, et laisse un conducteur certain aux sucs exaltés, vénéneux, délétères, qui jouent un rôle principal dans les grands désordres de l'économie

---

(44) M. Voulonne, médecin d'Avignon, mort depuis quelques années.

animale. Nos liqueurs occupent souvent trop d'espace. Dans cette hypo-
thèse peu contestée, les tubes qui les
recèlent sont dans un état de pléni-
tude ou de gêne qui s'oppose à la libre
oscillation sans laquelle nos secrétions languissent. De là une sorte de
stagnation à laquelle on peut rapporter, ce me semble, cette cause occa-
sionnelle de perversion dans les humeurs, à la faveur de laquelle on
peut expliquer l'origine de tant de
maladies.

Qu'on nomme ces maladies acqui-
ses ou spontanées, toujours est-il
vrai de dire que la dépuration est le
grand moyen de les guérir, si elles
sont guérissables; car c'est toujours
la lymphe qui se trouve viciée par une
cause étrangère. C'est donc la lymphe
qu'il faut diriger vers un foyer de
dépuration qu'on est forcé de reconnoître dans les différens exutoires,

17

dont les grandes merveilles se multiplient au grand avantage des malades
et à l'honneur du médecin qui trouve
l'heureux moment d'appliquer ces
remèdes.

Cette théorie, qui ne peut exclure
de la thérapeutique l'addition de certains auxiliaires dont les vertus sont
bien constatées , nous autorise au
moins à dire que les exutoires mérite-
roient la première place dans le traitement de plusieurs maladies graves.
Nous croyons même que dans certaines apoplexies on pourroit tirer un
avantage certain de la grande secousse
qu'opèrent ces remèdes , et de l'heureuse révulsion qu'ils nécessitent.

Aussi, quoique plein de vénération
pour un médecin qui a dignement
rempli les premières places , en pu-
bliant d'excellens ouvrages , je ne
partagerai point, relativement à l'apoplexie , la crainte qu'il a de troubler

la nature dans les efforts qu'elle fait pour triompher d'un ennemi dont les atteintes sont si souvent mortelles. *Nam in hisce casibus salubriora naturæ conamina à frustaneis vel inoportunis remediis haud perturbentur* (45).

Si nous avions besoin de nouvelles preuves en faveur des exutoires qui raniment à propos les forces de la nature, et parviennent si souvent à tarir la source des humeurs viciées qui l'accablent, nous les trouverions à coup sûr dans l'aveu de tous les médecins de nos jours qui ont mérité quelque réputation. Mais la confiance que nous désirons obtenir de la part de nos lecteurs, nous oblige à leur donner encore l'histoire d'une maladie des plus graves, et qui a paru céder, comme par enchantement, à l'application de ces heureux moyens.

---

(45) *Lieutaud, de Apoplex.*

Observation.

M. Bonneville, lieutenant de gre-
nadiers au régiment de Royal-Roussillon, infanterie, âgé d'environ 5o
ans, homme de grande taille et très-
robuste, eut une fièvre maligne à
Nantes, en septembre 1778. Tous les
moyens lui furent prodigués. Cependant la nature étoit dans cet état d'ac-
cablement qui enlève tout espoir. La
parole étoit perdue, la vue incertaine,
les évacuations cessées, le ventre mé-
téorisé, et les jambes avoient perdu
presque en entier la chaleur naturelle.

De larges vésicatoires avoient été
appliqués aux extrémités, et produi-
soient un ample dégorgement; malgré
tout cela, la maladie paroissoit être
sans ressource. Je crus donc urgent
d'avoir recours à des moyens plus
actifs que ceux dont j'avois usé jusqu'à

ce moment. Deux grandes brûlures
avec le cautère actuel nummulaire,
placées sur la région lombaire, étoient
les derniers moyens que j'avois à ma
disposition pour rappeler à la vie un
officier très-chéri de tous ses cama-
rades.

Cette cautérisation agit en effet
promptement et d'une manière mira-
culeuse. M. Bonneville sortit, peu de
momens après, de l'état d'abattement
léthargique dans lequel il étoit depuis
environ douze heures ; et ce moyen
nouveau d'excitation, auquel j'avois
ajouté l'usage des liqueurs spiritueu-
ses à petite dose, fut couronné du plus
grand succès.

Je ne dois point oublier une circonstance de ce traitement, qui peut devenir utile à ceux des malades qu'on
verroit dans un état pareil à celui de
M. Bonneville. J'avois employé par
cuillerées différens élixirs, ainsi que

la drogue amère des Jésuites, pour soutenir et même relever les forces, afin de mettre la nature au niveau d'une crise heureuse ; mais le moment n'étoit point arrivé encore, et je fus éclairé sur le besoin d'employer d'autres moyens. MM. Massabeau et Perilier, amis du malade, ayant passé la nuit près de son lit, déjeunoient dans sa chambre, et buvoient du vin de Bordeaux assez près de lui pour qu'il lui fût possible de les apercevoir.

Ce spectacle devoit intéresser un militaire qui, ayant été recruteur pendant sa vie entière pour son régiment, aimoit le vin par habitude ; il passa plusieurs fois la langue sur ses lèvres; il sourit même, et sortit de son lit, comme par un mouvement automate, un bras qu'il allongea sans dire un seul mot. Je n'étois point chez M. Bonneville alors, mais je fus informé de ce détail très-curieux par sa garde, qui s'accusa sans peine de lui avoir donné déjà plus d'un verre de cette liqueur vermeille qu'il avala volontiers.

Je n'hésitai donc pas à seconder la nature dans cette inspiration due au hasard. Je fis administrer devant moi et par cuillerées, un petit verre de vin; je passai par gradation à un verre plus grand; et enfin une bouteille entière de cette liqueur, qui, prise avec modération, est un excellent remède, trouva place, en moins de 24 heures, dans un estomac qui depuis 20 jours éprouvoit, avec de grandes privations, le dégoût de tous les alimens. Bientôt après le mieux fut encore plus sensible; le pouls se remonta; l'œil devint bon; le ventre s'affaissa après deux évacuations de bonne espèce; les urines coulèrent: et par l'heureuse association du feu, des vésicatoires et du vin de Bordeaux, la maladie fut terminée dans peu de jours à l'entière satisfaction des amis du malade, dont je faisois partie, étant attaché au même régiment.

Depuis cette heureuse observation sur les exutoires et sur les bons effets du vin, j'ai souvent employé ensemble ou séparément ces deux grands moyens. J'ai fait aussi un fréquent usage de l'eau vineuse, si avantageusement connue depuis nombre d'années dans nos hôpitaux d'armées ; et je m'en suis applaudi surtout dans les circonstances où j'ai jugé nécessaire de prévenir cette débilité fâcheuse qui entraîne bientôt l'abattement et les stases dans les différens systèmes. J'ai même fait administrer, par cuillerées, du vin de Malaga ou d'autres vins non moins généreux, dont j'ai souvent obtenu des effets salutaires. Et si ces remèdes n'opèrent pas un prompt changement en bien, on doit

supposer avec raison que l'affaissement est complet et la maladie sans
ressource.

Ces effets surprenans dus à l'application du cautère actuel, des exutoires, et des caloriques intérieurs, m'ont
souvent fait désirer un ami qui, placé
près de moi comme un autre moi-
même, seroit spécialement consacré
à l'exercice de la médecine interne,
et me fourniroit quelques occasions
de tirer encore un plus grand avantage de ces divers remèdes. Mais comment trouver un ami semblable et
avec lequel on puisse s'associer dans
d'aussi belles vues ? Livré, par un goût
d'enfance bien décidé, à la médecine
opératoire qui, en prenant presque
tout le temps dont je pouvois disposer, m'a très-souvent procuré une
sorte de jouissance difficile à bien
rendre, je n'ai pu employer le cautère actuel qu'en qualité de médecin

opérant, ou lorsqu'ayant eu à traiter quelques maladies graves du ressort de la diététique, j'ai été assez heureux pour persuader les malades relativement à l'absolue nécessité de ce moyen.

C'est surtout pendant la dernière maladie de Mgr le duc d'Orléans, que j'aurois cru pouvoir l'utiliser ; car cette maladie étoit bien postérieure à celle de M. Bonneville, dont je n'avois point oublié l'histoire.

Observation.

Ce Prince, que j'ai vu au lit de la mort, avec M. Barthès son premier médecin, au château de Sainte-Assise, près Fontainebleau, le 19 novembre 1785, étoit accablé de symptômes à peu près semblables à ceux de M. Bonneville. Il avoit à la vérité dix ans de plus, et cet embonpoint excessif qui, en occasionnant la débilité dans presque toutes les fièvres, se prête avec tant d'aisance à la décomposition de nos humeurs, et à leur putrescence même, avant l'extinction de la flamme vitale. Mais j'aime à croire qu'au lieu de vésicatoires restés sans effet sur ce Prince, plusieurs cautères placés sur des parties aponévrotiques, nerveuses, musculeuses, telles qu'on les rencontre sur les muscles sacro-lombaires, fascia-lata, deltoïdes, jumeaux, auroient pu rappeler ces forces efficaces (45), sans lesquelles

---

(45) Un semblable stimulant, quand la nature cherche à opérer une crise, rappelle à coup sûr, et nous l'avons remarqué souvent, la souplesse et la force des solides, phénomène heureux qui, immédiatement appliqué à l'oscillation des tubes de toute espèce, doit être lui-même suivi de phénomènes plus heureux encore.

« Le système nerveux, dit Cabanis, et les

les voies digestives se trouvent bientôt dans un état d'inertie qui n'admet
plus le passage d'aucune boisson, et
conséquemment d'aucun remède intérieur.

Je dis de remède intérieur, parce

» organes musculaires montés à leur plus haut
» ton, rien ne résiste à l'énergie du cœur et
» des vaisseaux artériels. Les différentes circu-
» lations, et toutes les fonctions vitales qui en
» dépendent, s'exécutent avec une véhémence
» qui ne connoît point d'obstacles. »
Voyez la page 280 des œuvres de Cabanis,
tome I.

« Une juste proportion du feu dans l'économie
» animale, dit M. de la Bissière, donne à nos
» liqueurs la fluidité naturelle, et à nos solides
» la dilatation, l'épanouissement, et par là la
» souplesse et la mobilité essentielles à leurs
» fonctions. S'il manque à un certain point,
» tout se coagule, se condense, se roidit chez
» nous; et si le défaut est excessif, la vie est
» bientôt éteinte. »
Voyez le Mémoire de M. de la Bissière, page
365, dans le tome 3 des Prix de l'Académie.

que dans l'ouverture du corps de M. d'Orléans, que je dus faire en ma qualité de premier chirurgien de son fils, alors duc de Chartres, je trouvai une grande quantité de quinquina en substance dans l'estomac et dans les intestins grêles de ce Prince. Je trouvai aussi dans la vésicule du fiel, six pierres polygones, à facettes concaves irrégulières, facilement inflammables comme elles le sont toujours, et du volume d'une petite noix; pierres que, dans son grand ouvrage, Fourcroy a nommées calculs cystiques corticaux. Ces pierres se tenoient rangées en manière de chapelet très-rapprochées dans cette cavité, et ne devoient pas compromettre, jusqu'à un certain point, la sécrétion de l'humeur biliaire, puisque M. d'Orléans jouissoit d'un appétit vorace auquel il étoit forcé d'obéir : et s'il avoit éprouvé quelquefois des fièvres bilieuses, et même des ictères, il n'avoit jamais eu de convalescence pénible. Aussi ces pierres, que tout Paris a vues et dont je conserve encore une partie dans mon cabinet, n'ont pu être considérées comme cause de mort chez un individu qui, quoique âgé de soixante ans passés, se livroit tous les jours aux exercices de toutes les chasses, peut-être même à d'autres moins profitables, quand l'homme dépasse l'âge de la grande vigueur dont il a trop souvent la trompeuse apparence.

C'est pour l'ordinaire dans les individus gras et robustes qu'on rencontre ces maladies redoutables, et auxquelles on donne quelquefois ces dénominations arbitraires de fièvres malignes, putrides, pernicieuses, gastriques, etc. Il est vrai que le principe du mal semble venir plus souvent de l'estomac que des autres viscères, qui sont néanmoins dans un rapport très-intime avec cet organe dont la sensibilité est extrême. Mais on ne peut se dissimuler qu'une cause matérielle a déjà troublé l'ordre des fonctions vitales dans quelque viscère principal, puisque les mouvemens du cœur et des tubes artériels ont été accélérés ; accident qui caractérise l'existence de la fièvre, et à la suite duquel il est devenu très-facile d'expliquer tous les autres qui, plus ou moins sérieux, offrent plus ou moins d'obstacles à surmonter.

C'est donc dans ces tempéramens gras et forts, attaqués de ces sortes de maladies si ordinaires, qu'il faudroit employer par préférence les exutoires, si l'on veut opérer une crise heureuse dans leur principe. Et certes, la nature nous en démontre trop bien la nécessité dans les dépôts critiques, dans les fortes sueurs, ou dans d'autres évacuations qui font partie des ressources qu'elle emploie ; car elle est souvent trompée dans le résultat des efforts qui l'occupent. Et si nous voyons tant de fois ces mêmes dépôts se passer à l'intérieur et devenir mortels, c'est toujours parce qu'elle a manqué de moyens de diriger à l'extérieur les sucs destructeurs dont ils se composent.

On ne sera pas surpris que j'appelle sucs destructeurs, ces chilifications tantôt mucilagineuses, tantôt gélatineuses, qui, après différentes élaborations avortées, s'altèrent, se dépravent et deviennent causes déterminantes des maladies humorales, parce que les individus sur lesquels s'opèrent ces métamorphoses, ont malheureusement trouvé dans ces mêmes sucs, naturellement nutritifs et restaurans, le premier levain d'une fermentation qui les a rendus vénéneux.

Ce dernier phénomène s'explique par un autre à peu près semblable que nous voyons dans l'insertion des virus variolique, psorique, dartreux, gonorrhéique, dont la diététique moderne a dès long-temps consacré l'utilité. Il est bien constant que dans la marche progressive de ces différens atomes morbifiques mêlés avec les liqueurs animales, nous voyons naître la fièvre et les différens symptômes qui nous garantissent le succès de l'insertion, ou du moins la certitude morale que le virus absorbé a frappé les organes associés au développement des fluides infectés, autant qu'à leur exaltation. Cette exaltation se manifeste en effet par les indices certains qui l'ont précédée, et se confirme ensuite dans toutes les révolutions plus ou moins rapides dont elle est suivie.

Qu'on se rappelle à cet égard les

terribles effets du venin de la vipère,
et du venin hydrophobique, effets
par lesquels le système des vaisseaux
absorbans et lymphatiques de Bartholin, de Rudbeck, etc. est si bien
étayé.

Que d'un autre côté l'on s'arrête un
moment aussi sur les effets salutaires
du mercure, de l'opium (46), et autres substances appliquées à l'extérieur; et l'on verra que les diverses
molécules qu'on fait servir à ces phénomènes, une fois arrivées par les
vaisseaux inhalans jusqu'au centre de
nos organes les plus parfaits, vont

---

(46) D'après les grandes vertus de l'opium,
même dans les applications extérieures qu'on
en fait, il est bien naturel de préconiser avec
Sydenham, Silvius de le Boé, Pringle, Brown,
etc. ce puissant aromato-résineux, si injustement décrié par le célèbre Stahl et sa secte.

Voyez la dissertation de Stahl, *de impos-
tura Opii*. 1707.

acquérir dans ces organes mêmes la propriété des crises qu'elles produisent.

Il existe encore un grand nombre de maladies qui, par la cause bien précise qu'on peut leur assigner, nous serviront également à prouver la grande supériorité des exutoires momentanés sur beaucoup d'autres remèdes qu'on leur a préférés jusqu'à nous.

Je veux parler ici de la transpiration arrêtée ou repercutée. Cette sérosité qui, par un mouvement spontané, se porte vers les petites glandes de la peau, mais plus particulièrement encore vers les axillaires, les inguinales, se décompose d'abord dans le système glanduleux qu'elle avoit dû quitter plutôt, et, par un mouvement rétrograde, se porte ensuite sur des parties nervo-membraneuses, et produit ces douleurs qu'on éprouve au

18.

péricarde, à la plèvre, à la poitrine,
au diaphragme, à la tête, etc. ; accidens desquels on fait dériver les signes
d'une infinité de maladies, si souvent
arbitraires.

Rien n'est moins nouveau, sans
doute, que cette théorie sur les
fluxions de poitrine, sur les pleuré-
sies, les péripneumonies, etc. ; théorie d'après laquelle on a cru facile
d'établir un mode de traitement favorable à ces maladies ; théorie sentie de
presque tous les malades qui, après
avoir transpiré un peu abondamment,
se trouvent dans un état diamétra-
lement opposé à celui de la sueur,
et ne manquent point d'instruire le
médecin de l'origine de leur maladie.

Si donc au lieu de saignées et autres
remèdes qu'on a tant multipliés dans
ces sortes d'affections, on avoit cherché à dériver cette matière dépravée

de la transpiration par le cautère actuel, ou même par d'autres exutoires,
on n'auroit point affoibli la nature
par de fortes déplétions, qui sont
dangereuses dans presque toutes les
circonstances de cette espèce.

Indépendamment de ces tristes
effets de la saignée dans les maladies
qu'on a gratuitement classées parmi
les inflammatoires, les membraneuses, etc., il n'est pas sans exemple
qu'elle en ait produit de plus terribles
dans les cas les plus simples, et dans
ceux même qu'on appelle de précaution. Je me bornerai à un seul exemple de cette espèce.

Observation.

M. ***, médecin de Lyon, exerçant
la médecine à Paris depuis nombre
d'années, quoiqu'il eût des connoissances qui lui avoient mérité une

réputation du second ordre, étoit trop partisan de la saignée.

Par un beau jour du printemps de 1809, M. ***, après avoir visité quelques malades, rentra chez lui à onze heures du matin, et se décida de suite à se faire saigner du bras. Il se mit sur son lit après cette saignée, avec le désir d'y passer une heure seulement dans un état de tranquillité, et fit défendre sa porte dans cette intention. Un domestique attentif ne manqua point à l'ordre précis que son maître lui avoit donné de l'éveiller; mais il le trouva mort une heure après, quoiqu'il n'eût perdu que deux palettes de sang.

Cette observation très-connue, doit être profitable à la clinique ; et malheureusement nous pourrions en réunir plusieurs, sinon de cette espèce, du moins de celles dont les sujets n'ayant pas éprouvé une fin si tranquille , ont succombé ensuite après avoir traîné une existence bien longue et bien pénible.

Mais ce n'est point dans cet ouvrage que nous voudrions consigner l'histoire de pareils événemens , dont la série seroit bien longue ; et nous allons passer à celle des sangsues.

Observation.

Un riche propriétaire du département des Bouches du Rhône , résidant à Avignon , âgé de 48 à 50 ans, fut pris de vives douleurs qui tantôt lombaires , tantôt dorsales , et d'autres fois sciatiques , laissoient partout la trace d'un rhumatisme très-fâcheux, dont les accès n'avoient que de courts intervalles.

Beaucoup de remèdes furent employés, tels que la saignée , les bains, les évacuans , les sudorifiques , les pilules anti-vénériennes de Belloste, les fumigations, les embrocations, les frictions de toute espèce ; et tous furent inutiles.

Ce malade, qu'on vouloit envoyer aux eaux thermales des Pyrénées, aima mieux souffrir que de voyager.

Il pouvoit, à l'aide d'un bras et d'une béquille, se transporter de chez lui à la promenade publique, quand un médecin, de ceux qu'on rencontre partout, le vit et lui conseilla l'application de plusieurs sangsues aux lombes, en lui faisant le plus grand éloge de ce remède qu'il accepta.

Mais peu de jours après en avoir fait usage, les douleurs, qui jusques alors avoient été vagues, furent permanentes sur les reins et sur les hanches, et il n'eut d'autre faculté ensuite, que celle de se traîner avec peine pendant quelques mois dans sa chambre, où il mourut bien persuadé qu'il devoit sa mort aux effets des sangsues.

Observation.

Madame de M***, âgée de 50 ans, douée des plus rares qualités de son sexe, fut attaquée à Paris, en 1809, de douleurs rhumatismales des plus aiguës, et pour lesquelles je fus consulté, me trouvant alors dans cette ville.

Après avoir fait inutilement, et pendant plusieurs mois, tous les remèdes les plus avoués contre cette maladie presque toujours rebelle, madame de M*** se décida, par le conseil d'un médecin peu connu, à l'application de plusieurs sangsues sur la partie supérieure et interne de la cuisse malade. L'évacuation du sang, occasionnée par cette sorte de saignée locale, fut plus abondante qu'on n'auroit voulu; et madame de M*** ne tarda point à éprouver du regret de l'avoir employée. La cuisse devint dès ce moment beaucoup plus difficile à remuer qu'elle n'avoit été encore. Elle s'appauvrit même, dans quinze jours, d'une manière très-remarquable comparée à l'autre cuisse ; et quoique madame de M*** ait usé depuis lors de beaucoup d'autres remèdes, quoiqu'elle ait fait usage des eaux thermales les plus appropriées, et quoiqu'en dernier lieu elle ait appelé en consultation plusieurs médecins distingués, tels que MM. Hallé de Paris, Marc-Antoine Petit de Lyon, et Chrestien de Montpellier, parmi lesquels elle a bien voulu me comprendre, cette intéressante malade est toujours très-souffrante, et constamment privée de tout exercice à pied, excepté celui qu'elle fait dans sa chambre avec grande difficulté et à l'aide d'une béquille.

Nous croyons devoir ajouter à cette seconde observation sur les tristes effets des sangsues, qu'une très-ancienne et très-respectueuse amitié pour la personne qui en fait le sujet, nous avoit fait un devoir de lui proposer une ou deux applications du moxa, ou du cautère actuel, sur la région lombaire, moyen qu'elle n'a pas eu le courage d'accepter.

Plusieurs autorités venoient à l'appui de notre désir relativement à l'emploi de cet exutoire, qui s'est montré si souvent efficace dans des circonstances de cette même espèce.

Observation.

Au rapport de M. de la Bissière (47), un Anglais condamné à rester perclus toute sa vie par les effets d'un rhumatisme aux deux extrémités inférieu-

_____

(47) Tome 3, Prix de l'Acad. de Chirurgie.

res, fut guéri par un médecin de sa nation, au moyen de quatre grandes escarres du cautère actuel appliqué sur l'os sacrum. Et certes ! cette maladie fait au moins le pendant de celle de madame de M***.

Observation.

Plus près de nous, un événement à peu près semblable, ou du moins dépendant de la même cause, nous fournissoit un autre grand moyen de persuasion pour madame de M***, qui a également échoué parce qu'on est généralement prévenu encore contre le cautère actuel.

M. François Beraud, propriétaire de la ville d'Avignon, rue du Four de la Terre, âgé de 70 ans, souffroit depuis nombre d'années de vives douleurs rhumatismales au dos, aux lombes, et dans toutes les extrémités inférieures. Tous les remèdes lui avoient été prodigués inutilement , lorsqu'une épouse justement affectée de ses maux , et d'après les conseils d'une voisine , appliqua sur les lombes , et entre deux linges , une bonne quantité de son , le plus chaud qu'elle put avoir.

M. Beraud se coucha immédiatement après que ce topique eut été placé dans le lieu conforme à ses désirs. Il s'étoit bien persuadé que la grande chaleur d'un semblable topique étoit propre à sa guérison , aussi étoit-il résigné à la supporter. Mais après avoir beaucoup souffert pendant plus d'une heure , et avoir distingué les véritables effets d'une brûlure dont il put se convaincre par la fumée , il se leva enfin très-effrayé du remède , qu'il trouva transformé en un charbon ardent , par l'effet d'une étincelle ignorée. Son lit fut brûlé en partie, le son fut enlevé par une suite bien nécessaire, et toute la peau sur laquelle il avoit posé, fut couverte d'ampoules considérables. M. Couren, apothicaire, voisin de M. Beraud, fut appelé pour remédier à cette forte brûlure, qui, suivie d'une suppuration abondante, se trouva guérie avec les douleurs rhumatismales au bout d'environ six semaines.

Depuis ce temps, quatre années se sont écoulées, et M. Beraud raconte toujours, avec un nouveau plaisir, la terminaison parfaite d'une maladie qui faisoit le malheur de sa vieillesse.

Instruit de cette guérison par M. Broutet, ancien chevalier de St.-Louis, souffrant depuis long-temps les mêmes douleurs que M. Beraud, j'ai voulu me convaincre d'un fait que j'aurois ignoré, sans ma grande confiance au cautère actuel. C'est cette confiance qui m'avoit fait proposer ce remède héroïque à ce respectable militaire; mais tout ainsi que madame de M***, je l'ai trouvé résigné à vivre avec ses douleurs, par la raison qu'on ne se décide point facilement à l'emploi d'un remède dont l'usage n'est point adopté.

Espérons que des expériences nouvelles, qui seront autant de guérisons, le rendront enfin à notre siècle, sinon à la génération présente ; et donnons encore à nos lecteurs un exemple de succès que le hasard heureux semble avoir fait naître pour servir d'appui aux observations précédentes.

C'est à M. de la Bissière que nous le devons ; et quoiqu'il semble que ce savant médecin, qui écrivoit il y a 60 ans , n'en ait pas donné les détails d'après sa clinique même ; quoiqu'il n'ait pas décliné le nom du sujet de cette observation très-curieuse , la bonne réputation dont il a joui, et le cadre heureux dans lequel il nous l'a présentée, doivent la rendre profitable.

Observation.

« M. *** avoit un rhumatisme si violent dans les lombes, qu'il avoit perdu toute espèce de mouvement de cette partie, et que les douleurs cruelles qu'il y ressentoit sans cesse, lui donnoient une insomnie perpétuelle.

» Après bien de remèdes sans succès, un ami du malade frotta toute la partie postérieure du dos avec de l'eau-de-vie camphrée. Un domestique qui éclairoit à cette opération, mit le feu par mal-adresse à cette liqueur dont la peau étoit imbibée. On ne put l'éteindre assez promptement pour empêcher la cautérisation de toute la partie souffrante. On la trouva le lendemain enflammée et toute levée en phlyctènes, mais en même temps le malade guérit. »

Il semble naturel de croire que des faits de cette espèce, qui se sont reproduits tant de fois, auroient dû obliger les médecins modernes à conclure d'une manière favorable et certaine sur les bons effets du cautère actuel.

Observation.

Disons encore que Fabrice de Hilden, auquel tant d'éloges sont justement dus pour ses glorieux travaux sur cette matière, ayant su qu'une ankilose au genou avoit été guérie par un charlatan au moyen de l'application de la clématite (l'herbe aux gueux) sur la partie malade, plante dont l'action caustique est bien reconnue, se crut fondé à dire dans cette occasion, que *la très-efficace action*

*du fer rouge auroit mieux fait encore
entre les mains d'un médecin savant
et habile.*

En s'exprimant de cette manière,
le grand praticien de Payerne veut
faire allusion sans doute aux longues
douleurs qui suivent l'emploi des caustiques, comparés aux prompt effets
du cautère actuel, dont la douleur
n'est que momentanée.

Ce remède, que, comme Séverin,
Louis, Médalon, la Bissière, Percy
et beaucoup d'autres auteurs non
moins respectables, je veux rendre
à la médecine, est un de ces monu-
mens des siècles reculés qui, défi-
gurés par le vandalisme ou les inju-
res des temps, veulent être restaurés
pour se montrer de nouveau dignes
de leurs auteurs.

Si l'on s'arrête en effet un seul
moment sur les douleurs causées par
des maux qui ont long-temps résisté

aux traitemens les plus convenables, il sera facile de juger que l'action constamment douloureuse de ces maux, est un fléau d'autant plus redoutable, qu'il est devenu incompatible avec toute sensation de bonheur.

Il est donc bien naturel que les individus qui en sont affligés, demandent à grand cris les moyens de s'en délivrer ; et quoique ces individus n'aient souvent pas la moindre notion du feu, c'est pourtant le feu qu'ils réclament, car le feu seul est efficace dans ces circonstances.

Il existe un grand nombre de maladies, telles que les tumeurs anomales, lymphatiques, cancéreuses, etc. auxquelles le cautère actuel, ou le feu proprement dit, ne conviendroit point, et qui guérissent par l'ablation sagement unie aux applications méthodiques de cet élément que la chimie

a rendu profitable et facile, en l'asso-
ciant à l'argent ou au cuivre pour en
faire la pierre infernale.

Il en est d'autres (et celles-ci appartiennent à la diététique interne) qui
cèdent par miracle aux caloriques intérieurs et extérieurs, pourvu qu'ils
soient administrés dans des momens
favorables.

Ces différentes maladies, graves
par leur nature, sont celles dont nous
avons promis quelques exemples dans
notre frontispice; et quoiqu'elles ne
se ressemblent que par le feu qui en a
triomphé sous diverses formes, il
nous sera flatteur de les voir accueillir
avec cet intérêt qu'on ne refuse point
aux succès obtenus dans les cas difficiles.

Observation.

M. Liotier, notaire impérial à
Orange (Vaucluse), fut atteint d'un

érysipèle gangreneux au mois d'avril
1806, âgé alors de 58 ans. Cette maladie, qui dès son principe avoit son
siège à la partie supérieure du bras
droit, opprimé d'un cautère depuis
environ deux ans, s'empara bientôt
du reste du bras, de l'avant-bras et
de la main entière. Elle gagna même
l'épaule et une partie du dos du même
côté.

L'enflure étoit considérable dès le
premier jour de la maladie, et le malade comparoit le poids de son bras
à celui d'un enclume qu'il n'avoit pas
le pouvoir de soulever pour en aider
les pansemens.

Lorsque je fus appelé, M. Liotier
étoit dans un état d'insensibilité absolue du côté de la partie malade. Son
pouls étoit plus foible que fiévreux, et
M. Richier, juge de paix de la ville
d'Orange, et son chirurgien ordinaire, avoit employé les moyens les

plus connus contre cette maladie.

Arrivé auprès du malade le quatrième jour des accidens , et ayant
trouvé les parties dans un état d'œdématie inquiétante , je crus urgent de
prescrire , 1.º l'usage intérieur du
quinquina à forte dose ; 2.º de pratiquer de profondes scarifications sur
la partie malade ; 3.º de couvrir toute
cette partie de compresses continuel-
lement abreuvées avec la décoction
du quinquina , mêlée à une partie
égale d'eau-de-vie camphrée , et
d'attendre pendant quelques heures
quels seroient les résultats de ces pro-
cédés.

Le soir, la maladie étoit devenue
plus grave, et trois sétons placés sous
la peau , dans l'épaisseur du tissu adipeux , me sembloient devoir opérer
quelque changement favorable. Je
plaçai le premier près la cavité arti-
culaire du bras, le second entre le

bras et l'avant-bras, et le troisième sur le ligament annullaire.

Cette seconde tentative ne changea rien à l'état du malade, dont la nuit fut pénible. Et dans ma visite du lendemain, que je fis avant le jour, j'aperçus des phlyctènes sur la peau qui n'avoit point été incisée. Je vis aussi plusieurs taches dont le caractère n'étoit point équivoque. J'avois donc alors à combattre, sur un individu d'un âge avancé, la maladie la plus redoutable, que le feu seul pouvoit anéantir. Je fis part aux parens du malade du danger qui menaçoit l'objet de leur affection. Je dus même prévenir le malade lui-même sur l'application d'un moyen dont on ne pouvoit lui dérober la connoissance ; et quoiqu'au bout de sa confiance en la médecine, étant alors plongé dans un état d'abatte-ment inexprimable, il se détermina

sans peine à soumettre son bras à ce
nouveau remède.

Déjà l'œdématie gangreneuse avoit
franchi la moitié de l'épaule, et quoique la région dorsale du même côté
fût sans phlyctènes, il étoit probable
qu'avant la fin du jour, le cinquième
de l'insertion du mal, cette partie en
auroit été couverte. Enfin M. Liotier
n'offroit plus qu'un rayon d'espoir
au seul moyen que la médecine opératoire pût employer pour le conserver à la vie.

Une véritable force athlétique que
l'Auteur de la nature m'a départie, en
me préservant même des maux les
plus ordinaires, m'a très-souvent fait
croire supérieur à ceux que j'avois à
combattre. C'est à cette force sans
doute qu'on doit ces élans du vrai
courage qui, dans l'art de guérir
comme dans celui de la guerre, font
entreprendre aisément, et sans hési-

ter, les opérations les plus difficiles.

C'est cette force que les êtres pusil-
lanimes déprécient, en l'appelant au
moins témérité, parce qu'ils n'en ont
point la conscience.

Mais relativement à M. Liotier, je
me devois encore tout entier au précepte de Celse (48), et connoissant
les grands succès du cautère actuel,
je n'avois pas tout-à-fait désespéré de
l'emploi que j'allois en faire.

Ainsi donc, assisté par MM. Richier
oncle et neveu, et après avoir tracé
des lignes parallèles sur les parties
que je devois soumettre au feu, je
parcourus avec le cautère cultellaire,
et dans six points différens, les surfaces malades, depuis la partie de
l'épaule jusqu'aux doigts; j'enfonçai
même assez mon instrument pour

---

(48) *Melius anceps remedium experiri quam
nullum.*

éveiller toutes les parties aponévrotiques à travers un tissu cellulaire dur,
épais, et infiltré d'une lymphe jaunâtre et inodore.

M. Liotier, qui jusques alors avoit
marqué une sorte d'insensibilité, se
plaignit, après quelques momens, de
légères douleurs dans l'épaule et sur
l'aponévrose palmaire, parties qui
n'avoient point été compromises dans
l'ustion. Le pouls, qui depuis plus de
24 heures n'avoit que des pulsations
bien lentes, se remonta un peu. Il se
fit en même temps, par les escarres,
ainsi que par les parties qu'avoient
divisées le séton et le bistouri, un
dégorgement bien considérable pendant les premières 24 heures. Les
parties malades, constamment abreuvées de la décoction anti-gangreneuse
déjà citée, ne présentèrent plus tant
d'inertie le soir du second jour de la
cautérisation.

Cette journée avoit été marquée encore par un ample écoulement de la même matière. Les phlyctènes s'étoient un peu aplaties. Le malade, avec le regard plus certain, n'étoit plus dans cet état de prostration et d'insouciance qu'on avoit observé dans les premiers jours de la maladie.

Du troisième au cinquième jour de l'application du feu, la suppuration la plus heureuse s'établit avec des nuances bien remarquables. Je crus alors pouvoir annoncer à une famille alarmée, la prochaine guérison d'une maladie des plus graves, que je voyois céder comme par enchantement aux puissans effets d'un remède qui méritera toujours de nouveaux éloges.

Mais s'il est vrai qu'après un beau jour de bataille on éprouve une jouissance peu commune d'avoir dompté, en l'éloignant de soi, un ennemi formidable; il n'est pas moins vrai qu'on

a d'autres ennemis à combattre dont
il faut se défendre. Et, semblable au
général d'armée que l'honneur ou des
circonstances impérieuses conduisent
à de nouveaux combats dont l'issue
est incertaine, le médecin, que l'a-
mour de l'humanité dirige vers la
gloire, n'est pas toujours assuré d'obtenir de nouveaux succès.

Observation.

« Venez à notre secours, m'écrivoit un médecin distingué de la ville
d'Arles (M. Bret) ; apportez-nous
votre arsénal, qui nous est bien nécessaire. M. Babandi a déjà perdu le
pouce et un doigt du pied, par suite
d'une gangrène bien prononcée. Venez, etc. etc. »

Quand je reçus cette lettre, j'arri-
vois d'Orange, fatigué d'esprit et de
corps, à la suite d'une surveillance
soucieuse exercée sur M. Liotier. Je

partis peu de momens après pour me
rendre à la confiance de M. Babandi.
Une gangrène sèche avoit déjà *tué* la
moitié de la jambe, et faisoit une ligne
de démarcation à peu près circulaire.
Quoique le malade, âgé de 46 ans,
fût doué d'ailleurs du tempérament
le plus robuste, je vis, en me dépi-
tant, une sorte d'impossibilité morale
d'arrêter cette horrible dévastation.
Je dis impossibilité morale, parce que
je n'avois encore vu que dans les hôpitaux, des symptômes aussi bien
prononcés de la gangrène sèche, presque toujours mortels ; et si je ne
croyois pas dans ce moment à l'impossibilité physique de la guérir,
c'étoit en raison de l'aspect de mon
malade, dont les organes d'ailleurs
aussi calmes qu'il est possible de les
voir dans l'état de santé parfaite ,
sembloient prédire une exception à la
règle générale.

Cependant le temps pressoit : il falloit borner les progrès du mal par le feu appliqué sur la partie de la jambe que la foudre gangreneuse avoit respectée jusques alors, en attendant l'ablation de celle qui ne laissoit pas d'autre espoir.

En conséquence, assisté de M. Charpy, mon collaborateur, de M. Bret, et autres officiers de santé d'Arles, je fis, avec mon cautère actuel cultellaire, une solution de continuité circulaire et très-exacte à la jambe, à un grand pouce au-dessus des parties du sphacèle. Je compris dans cette plaie, non-seulement toute l'épaisseur des tégumens, mais encore l'aponévrose des muscles jumeaux, de même qu'une portion charnue de ces muscles, afin de pouvoir profiter de cette division première, dans le cas d'une amputation à laquelle on auroit pu attacher quelque espoir.

Les anti-gangreneux intérieurs et extérieurs avoient été prodigués sous toutes les formes par MM. les officiers de santé qui avoient donné leurs soins à M. Babandi, l'un des beaux cavaliers de la ville d'Arles, et encore à la fleur de son âge : mais ces remèdes ont été inutiles, et le feu lui-même a échoué dans une maladie qui, arrivée à un certain degré, est rarement guérissable.

Observation.

Madame Balmossières, née Fontaine, propriétaire de la ville de Tarascon (Bouches-du-Rhône), âgée de 46 ans, et de forte constitution, fit une chute de voiture sur l'avant-bras droit, qui détermina d'abord une enflure assez considérable sur le ligament annulaire, avec apparence d'épanchement d'humeur synoviale.

Quoiqu'il ne fût arrivé aucun désordre apparent dans les os, ils éprouvèrent dans l'articulation avec le poignet un gonflement remarquable.

La malade fut saignée. La partie fut couverte d'un appareil résolutif, et soutenue par une écharpe. Les soins les plus suivis, l'application la plus méthodique des bains et des cataplasmes de toute espèce, n'empêchoient point les douleurs les plus incommodes sur la partie blessée; et ces douleurs, qui se propageoient dans certains mouvemens jusques à l'épaule, donnoient un caractère inquiétant à cette maladie.

Dans cet état d'une attente pénible de voir changer la nature des accidens, il se forma deux tumeurs bien prononcées sur l'avant-bras. L'une de ces tumeurs occupoit la partie inférieure interne, l'autre sa partie externe. Elles étoient réunies, de forme

serpentine irrégulière, avec quelques
dépressions. Leur volume pouvoit se
comparer à celui de deux œufs de
dinde allongés. Leur partie plus saillante faisoit croire à la présence d'une
humeur gélatineuse. Leur base offroit,
au contraire, quelques points d'une
renitence skirreuse, dont aucun topique n'avoit pu changer la nature pendant un traitement d'environ dix
mois, et cet état des choses faisoit
entrevoir le besoin d'employer des
moyens extrêmes, parmi lesquels on
plaçoit l'amputation.

Consulté le 7 janvier 1811, je pro-
nonçai bien vîte sur l'absolue nécessité de mettre à découvert le fond de
ces tumeurs, en donnant à la malade
le choix du fer ou du feu, dont l'un
d'eux étoit indispensable pour dompter cette maladie qui prenoit chaque
jour un caractère cancereux ; la prévenant néanmoins que ce dernier,

20

auquel on pourroit être obligé d'avoir recours avant la fin du traitement, méritoit à tous égards la préférence.

Madame Balmossières se décida bien vîte à être cautérisée le 10 du même mois.

J'appliquai donc le cautère cultellaire sur les deux tumeurs, dans la longueur d'environ cinq pouces pour le tout, et assez avant pour atteindre dans le tissu cellulaire, ces deux foyers d'une humeur que je trouvai assez abondante, plus fluide que gélatineuse, mais assez jaune foncé pour laisser sur la brique une empreinte difficile à enlever.

Loin d'aggraver la maladie, cette cautérisation la dompta complétement. Le soir de l'opération, et sans avoir recours à aucune préparation narcotique, la malade eut six heures d'un sommeil parfait. Insensible à quelques égards aux effets du feu au

moment que l'application en eut été
faite, elle oublia les douleurs qui la
tourmentoient antérieurement.

La charpie dont le fond des deux
plaies fut rempli, détermina seule,
dans les parties dures et renitentes
dont nous avons parlé, une suppuration efficace. L'incarnation des deux
plaies fut complète avant deux mois
de traitement ; et avec l'exercice de
la poulie d'un puits, que je recom-
mandai à madame Balmossières, elle
fut bientôt en état de reprendre l'u-
sage de son bras qu'elle avoit perdu
pendant une année.

Cette opération, que j'ai faite à
Avignon avec messieurs Pontanier et
Charpy, mes collaborateurs, n'a duré
qu'une minute ; et la manière dont
la malade l'a supportée, sans jeter
un seul cri, prouve de reste que l'instrument le plus tranchant seroit au
moins aussi douloureux, et seroit

suivi d'une effusion de sang dont il faut se défendre.

Observation.

Le nommé Claude Verger, maré-chal au village de St.-Geniest, dépar-tement du Gard, portoit une ankilose au genou droit, qui, depuis près de dix ans, l'obligeoit à marcher avec des potences. Cette partie, privée de tout mouvement, décrivoit un angle arrondi qui tenoit le pied toujours éloigné de la terre à la hauteur de sept à huit pouces. Son volume étoit de moitié plus gros que le genou sain. Le malade éprouvoit presque toujours de vives douleurs, et surtout lorsqu'il se livroit au moindre exercice.

Cet état de calamité devoit être bien senti par un malheureux ouvrier qui, ayant une famille à nourrir, étoit forcé d'avoir à ses gages un garçon

très-coûteux en raison de ses profits.
Aussi lassé depuis long-temps de se
voir inutile à sa famille, Claude Verger dut-il concevoir le projet de guérir enfin d'une maladie aussi grave;
et le cautère actuel dont il avoit retiré
de bons effets dans quelques circonstances sur des chevaux, s'offrit à lui-
même comme un remède efficace.

Le lendemain au point du jour,
Claude Verger, porté par ses potences, seul moyen de voyage qui fût à
sa disposition, se dirigea sur Tavel,
à une grande lieue de distance, pour
y voir Jacques Sollier son ami,
maréchal habile; et après lui avoir fait
la longue histoire des inutiles moyens
qu'il avoit employés pour se guérir,
il le pria de lui *donner le feu au genou*, conformément à la résolution
qu'il en avoit prise avec sa femme le
jour d'avant.

Cette demande fut acceptée par

Sollier, qui, ayant fait un fréquent usage du feu sur un grand nombre de chevaux, arrangea de suite deux cautères cultellaires, et s'en servit en faveur de Verger avec beaucoup d'adresse.

Le genou malade fut donc cautérisé dans six endroits différens avec beaucoup de symétrie, sur la longueur d'environ six pouces dans les parties supérieures et inférieures de la rotule, et seulement dans les endroits voisins de cet os.

Verger supporta, sans se plaindre, la douleur de cette opération. Il témoigna même ensuite ses regrets d'avoir exigé qu'on l'eût attaché par le pied à un enclume.

Une demi-heure après l'usage du feu, Sollier et Verger allèrent déjeuner dans un cabaret voisin, où chacun but sa bouteille d'un vin très-généreux. Ainsi fut commencé un

régime qui, au rapport des deux maréchaux, fut à peu près le même jusqu'à la fin du traitement.

Le même jour, Verger se rendit
auprès de sa femme, et sans souffrir
de grandes douleurs. Il se fit par les
plaies un suintement considérable de
matière chaude et jaunâtre, qui obligeoit à renouveler l'appareil plusieurs
fois dans la journée pendant la première semaine. La suppuration s'établit ensuite de bonne espèce ; et l'on
s'aperçut des bons effets du cautère
actuel le dixième jour. La femme Verger eut soin alors de solliciter vivement
l'extension de la partie malade, au-
dessous de laquelle on avoit mis une
planche couverte d'un coussin de
paille et longue d'environ 18 pouces.
Elle faisoit par fois exécuter à cette
partie quelques petits mouvemens,
qui jusques là avoient été impossi-
bles.

Cette maladie enfin, qu'on avoit cru inguérissable, disparut complétement après l'incarnation des parties brûlées, et à la fin du quatrième mois de la cautérisation.

Ces succès obtenus en 1798 sur Verger, âgé alors de trente ans, fit un bruit considérable dans le département du Gard ; et plusieurs individus atteints de maladies à peu près de la même nature, allèrent réclamer auprès de Sollier l'application du feu, qui réussit complétement. Parmi les individus cautérisés, Sollier compte Joseph Leydier, agriculteur de Roquemaure, et Nicolas Vulpa, laboureur de la ville de Monteux, département de Vaucluse.

L'un de ces individus est père de huit enfans.

Cette observation est rédigée d'après le rapport des deux maréchaux qui sont illitérés.

J'ai vu moi-même, à Caderousse, le 10 août 1809, les cicatrices de Claude Verger, dont la maladie et la guérison sont bien connues au village de St.-Geniest, sa patrie, où j'ai été me convaincre, deux ans après, de tous ces détails, accompagné de M. Limasset aîné, chirurgien de Roquemaure, pour donner un nouvel intérêt à cet événement très-favorable au cautère actuel, en faisant dresser le procès-verbal suivant.

« Nous Joseph Charmasson, maire de la commune de St.-Geniest, département du Gard; Pierre Odoyer, chirurgien du même lieu, et Pierre Limasset, chirurgien de la ville de Roquemaure, paroisse très-voisine de St.-Geniest, déclarons, qu'à l'invitation de M. Imbert-Delonnes, officier de santé supérieur des armées, nous nous sommes rassemblés pour constater l'état actuel du sieur Claude

Verger, maréchal expert dudit St.-
Geniest, lequel avoit été estropié de
la jambe droite, et privé de cette partie par suite d'une ankilose au genou.
Avons reconnu les cicatrices, suite
du feu ou cautère actuel appliqué à
cette cruelle maladie, que nous savons
bien avoir été cautérisée par Jacques
Sollier, encore maréchal très-expéri-
menté de la commune de Tavel, près
St.-Geniest, qui est bien connu de
nous, laquelle application a guéri,
dans l'espace de trois mois, ladite
maladie qui avoit résisté à beaucoup
d'autres remèdes pendant environ dix
années.

» Avons reconnu de plus, que ladite
guérison opérée par ledit cautère sur
Claude Verger, se conserve depuis
treize ans, pendant lesquels il n'a
éprouvé aucune suite de cette maladie qu'on avoit jugée être incurable
et sans ressource. Déclarons en outre

qu'il n'est resté audit Claude Verger, ici présent, aucune espèce de claudication, et que le genou malade, dont nous avons bien vu les cicatrices, ainsi que tout le village de St.-Geniest, dans le temps comme aujourd'hui, est parfaitement symétrique à l'autre.

» En foi, à St.-Geniest, ce 17 septembre 1811.

CHARMASSON, maire.

ODOYER, chirurgien.

LIMASSET aîné, chirurgien.

» Vu par nous Maire de la ville de Roquemaure, département du Gard, en légalisation des qualités et signatures de Messieurs Limasset et Odoyer.

» A Roquemaure, le 17 septembre 1811.

Le maire de Roquemaure,

GIRAUDY DE LIREY.

Après avoir démontré d'une manière bien évidente que l'ankilose au
genou cède merveilleusement à l'usage
du feu, comme on l'a vu dans les
observations de Verger, Leydier et
Vulpa, dont les résultats sont bien
d'accord avec ceux qu'on trouve dans
les auteurs respectables que nous
avons cités, nous croyons que de nouveaux succès, dont les détails condui-
roient au même but, deviendroient
inutiles : nous dirons seulement que
plusieurs individus affligés de pareilles
maladies, se sont trouvés guéris par
ce même procédé dont l'application
nous est familière depuis longues années.

Observation.

Mais afin de prouver en même
temps que ce procédé n'est point
aussi douloureux qu'on pourroit le
croire, nous avancerons ici comme

un fait sur lequel on peut bien comp-
ter, que M. Darras, invalide, inspec-
teur des bâtimens de la Succursale
d'Avignon, s'est appliqué le feu lui-
même; et qu'après environ trois mois
de traitement, il s'est trouvé guéri
d'une maladie à peu près semblable
à celles qui nous occupent. M. Darras
a établi sur la partie malade plusieurs foyers de suppuration, devenus efficaces dans une maladie grave
de l'articulation d'un genou qui porte
dans six endroits différens la preuve
écrite de son courage.

Observation.

Il est vrai que certaines maladies
de cette partie, qu'on auroit tort de
confondre avec l'ankilose, quoiqu'elles privent la jambe de ses principales
fonctions, peuvent être attribuées à
des causes différentes, et qu'elles sont

sujettes à des récidives, quand ces mêmes causes se réproduisent. Nous avons observé ce triste phénomène dans la personne du nommé Antoine Cavalier, jardinier de Châteaurenard, près Avignon.

Estropié comme Claude Verger, et marchant sur deux potences depuis plus d'un an, Cavalier avoit recouvré, au moyen du cautère actuel, le libre usage de sa jambe, dont il a joui pendant deux ans. Mais au mois de juin dernier (1811), Antoine Cavalier eut une attaque de goutte bien prononcée sur les principales articulations ; et cette maladie très-fâcheuse n'a point épargné le genou cautérisé, quoiqu'il eût été bien guéri d'un mal qui, selon toute apparence, a dû dépendre d'un vice goutteux, dont une première application du cautère actuel n'a pu tarir la source.

Mais un événement semblable, que

j'ai bien fait connoître à M. Quenin, maire et docteur en médecine de la petite ville de Châteaurenard, loin d'atténuer la confiance que le cautère actuel a si justement acquise, prouve, au contraire, qu'il est applicable aux congestions arthritiques, dont une seule atteinte est infiniment plus douloureuse que dix applications du feu lui-même.

Tel est en effet le magique pouvoir de ce puissant remède, qu'il poursuit dans leurs derniers retranchemens les humeurs perverties, sans en excepter aucune.

Je dirois même (et ceci n'est point un paradoxe), que, soumise à l'action du feu, l'humeur goutteuse seroit forcée à suivre les phases d'une heureuse suppuration dans la partie même qu'elle s'étoit appropriée pour y exercer les plus affreux ravages, après y avoir acquis un nouveau caractère d'une causticité dévorante, et d'autres fois meurtrière.

Chacun de nous a vu dans sa propre famille, ou dans le cercle étroit de l'amitié, des objets le plus justement chéris, réduits à un état de douleur permanente et malheureuse, par l'effet de la goutte qui s'empare des articulations principales, telles que l'épaule, le coude, le genou, etc.

Que fait dans ces différentes parties dont la sensibilité est excessive, cette implacable ennemie de l'homme? Elle établit dans les ligamens articulaires, dans les capsules, un volcan d'autant moins incontestable, qu'elle réduit souvent en laves de toute espèce l'humeur synoviale et la lymphe, par une chaleur aussi douloureuse qu'elle a dû être ardente pour transformer en plâtre, en craie, en chaux même, les différens fluides qui ont servi d'aliment à cette ignition cruelle.

*Quand vous préconisez le cautère actuel ,
je suis sur mon grabat, dévoré de la goutte,*
m'écrivoit un homme de bonne compagnie, sujet à de fréquentes tumeurs
arthritiques au genou, et auquel dans
un moment de grandes douleurs ,
j'avois proposé l'application du cautère actuel, qu'il ne voulut point accepter , par la raison que nos connoissances sur cette maladie sont trop
incertaines.

On sait seulement que certains
goutteux ont été guéris par des
moyens qui , ensuite employés sur
d'autres malades , n'ont produit aucun effet ; bizarrerie qui prouve néanmoins que la goutte n'est pas inguérissable. Aussi pourroit-on croire ,
avec quelque raison, que la grande
enflure avec dureté au genou , ob-
servée sur un malade dont Fabrice
d'Aquapendente et son ami Capivac-
cius avoient prononcé l'incurabilité ,

21

n'étoit rien moins qu'une tumeur goutteuse, qui, à la grande surprise de ces maîtres de l'art, se trouva guérie par un violent caustique dont ils nous ont laissé ignorer la nature.

On pourroit, ce me semble, faire la même supposition relativement à une autre tumeur de la même espèce, guérie par l'application de la clématite, comme nous l'a dit Fabrice de Hilden (49). Car ces deux maladies, traitées peut-être à tort comme des ankiloses au genou, ressembloient à la tumeur d'Antoine Cavalier (5o), qu'on a vue guérie pendant environ deux ans, par l'effet du cautère actuel, et se reproduire une seconde fois, ayant à sa suite tous les symptômes de la goutte.

(49) Voyez ci-dessus, page 289.
(5o) Page 318.

Ces différentes observations , auxquelles on pourroit en ajouter beaucoup d'autres , semblent promettre
qu'on trouvera enfin dans les règnes
de la nature, un remède contre cette
maladie, si surtout on parvient à connoître sa véritable origine.

Mais si la vie d'un seul médecin ne
peut suffire au complément de ce travail , ne seroit-il pas honorable à un
médecin de la génération suivante de
réunir ses lumières à celles qu'on auroit sur la même matière ?

On parle depuis long-temps du bien
qu'il y auroit à diviser la médecine en
autant de branches qu'il y a de maladies graves ; mais peu de médecins
ont voulu contribuer à ce bien. Nous
avons vu que de nos jours MM. Mau-
riceau, Puzos, Levret, Baudelocque,
se sont occupés spécialement de l'art
des accouchemens , sur lequel ils ont

21.

laissé des connoissances certaines, et qu'à la grande considération qu'ils avoient acquise, s'étoit jointe une grande fortune.

Nous savons aussi que MM. de Wenzel, Demours, Grandjean, se sont particulièrement livrés aux maladies des yeux, et que le public reconnoissant leur a tenu compte des efforts qu'ils ont faits pour acquérir de nouvelles connoissances sur cette partie importante de l'art de guérir, dans laquelle ils ont eu de grands succès. Et si, à l'exemple du frère Cosme, MM. Morand, Foubert, Thomas, Moreau, Lecat, qui se sont distingués dans l'opération de la taille, s'étoient bornés à l'étude des maladies de la vessie, cette opération, déjà très-simplifiée, n'offriroit peut-être plus le moindre danger.

Que penser et que dire dans ce

moment sur cette division de l'art de guérir, quand ceux des médecins qui commencent le siècle, veulent réunir la médecine à la chirurgie, ou la chirurgie à la médecine, avec la prétention d'exceller dans les deux professions si difficiles et si distinctes ? Et ne savent-ils pas que le Génie de la France possède seul l'art d'opérer les prodiges ?

Nous avons dit qu'on a guéri quelquefois la goutte ; et le public éclairé verroit d'un œil favorable sans doute, un médecin instruit qui, décidé à s'occuper exclusivement de cette maladie, feroit de nouvelles tentatives sur les remèdes auxquels on ne peut refuser d'avoir obtenu des succès en ce genre.

Il s'agit d'anéantir le principe, à la vérité peu connu, d'une maladie très-douloureuse et quelquefois mortelle ;

principe qui, tantôt en effervescence, et tantôt dans un profond sommeil, est constamment préparé à de nouvelles crises. Il faut donc le démasquer d'abord, et l'attaquer ensuite à force ouverte dans les lieux où il se montre. Et le feu, combiné avec certains médicamens des plus simples, pourroit bien être un jour l'arme qu'il faudra prendre.

Mais après m'être livré à une digression philantropique, peut-être même à des écarts d'imagination relativement à la goutte, je dois revenir à mes observations sur les maladies graves dont la guérison s'est terminée par l'ablation des tumeurs qui en désignoient le caractère.

Réflexions sur l'origine et les progrès de certaines tumeurs ; observations sur la tumeur hydro-cancéreuse de mad. de St.-Sauveur, douairière, opérée à Paris, le 3 décembre 1806.

C'est à l'organisation particulière des femmes, qu'on peut attribuer plusieurs maladies.

Tout est dans elles d'une délicatesse exquise, quand elles n'ont point été élevées dans cet état agreste qui les rend propres aux exercices les plus forts, aux travaux les plus pénibles.

C'est donc dans les villes qu'on voit plus particulièrement régner ces maladies qui tourmentent les femmes depuis les premières époques de la vie, jusqu'à celles de la vieillesse.

Après avoir hasardé quelques réflexions sur l'origine ou le mécanisme

des tumeurs en général, nous don-
nerons l'histoire exacte d'une de ces
maladies qui, très-curieuse par sa nature, est intéressante par sa terminaison.

Deux masses adipo-glandulo-ner-
veuses, symétriquement arrondies,
placées à la partie antérieure de la
poitrine, et composées d'une infinité
de petites glandes ,. qu'on appelle la
gorge ou les seins des femmes, sont
destinées à préparer les premiers sucs
de l'homme, cette substance suave,
nutritive, homogène, restaurante,
connue sous le nom de lait.

Tous les tubes dont les seins se
composent doivent conserver un rapport immédiat avec le sang et les humeurs en général : aussi doit-on supposer que les diverses maladies dont
ces organes sont affectés, proviennent
d'une cessation de ces rapports, d'une
interruption d'équilibre dans la dis-

tribution de ces fluides. Ainsi le premier désordre dans les seins comme
dans les autres glandes , quand il
arrive sans cause externe , doit être
occasionné par un embarras dans les
tubes de ces glandes, à la suite duquel
on voit les engorgemens , les stases
dans ces mêmes tubes , les épanche-
mens hydro-gélatineux , et autres ,
nécessités par la continuité d'*arrivement* de toute espèce de fluides qui ,
en renversant les lois de l'hydrauli-
que , forment différentes congestions ,
et déterminent les squirres , les car-
cinomes , les cancers , les stéatomes ,
ou autres tumeurs fâcheuses dont on
voit tant d'exemples.

Ces différentes maladies sont plus
ou moins graves , en raison des circonstances dont elles sont accompagnées.

Celle qui nous occupe avoit pris son
origine dans un sein bien organisé ,

et chez une femme à laquelle on ne pouvoit supposer aucun vice humoral.

Devenue mère quatre fois , elle n'avoit pu nourrir par défaut de lait ; aussi n'avoit-elle pas cette augmentation de volume dans les seins , qui peut seule devenir la cause efficiente de dépôts, de congestions, par la difficulté qu'éprouvent les fluides à remonter sur leur poids dans le travail de la circulation.

Madame de St.-Sauveur avoit au contraire cette poitrine large et bien placée, et cette heureuse conformation enfin d'après laquelle il semble qu'on doit être exempt de toute affection morbifique , et surtout d'une tumeur d'étrange nature.

Nous n'assignerons point à cette tumeur de cause qui nous soit connue. Madame de St.-Sauveur n'avoit reçu aucun coup au sein , et quoique

son teint fût un peu altéré à certaines
époques, toutes les secrétions s'exé-
cutoient chez elle avec la plus grande
aisance. Mais lorsqu'elle sentit les
atteintes premières de sa maladie,
elle venoit d'unir une fille justement
chérie à l'époux le plus digne de la
posséder (51) ; et si d'un côté cet
hymen dut faire éprouver une grande
satisfaction à cette tendre mère, la
séparation qui devoit le suivre fut
pour elle le sujet de la plus vive peine.

La nature, quand elle est douloureusement affectée, n'admet point en
faveur des âmes bien nées, ces privi-
léges du corps qui le font passer successivement, et sans danger, du plaisir à la douleur et de la douleur au
plaisir.

---

(51) M. le baron d'Arbaud, dont on a vu
l'Épitre dans notre Discours préliminaire,
page 40.

Toutes les sensations morales s'accumulent sans ordre ; et par un malheur qu'on diroit n'appartenir qu'aux êtres sensibles , rien n'est plus ordinaire que de voir le bonheur ou l'angoisse produire ensemble ou séparément les changemens les plus redoutables dans l'économie animale.

Souvent la mort a suivi de près une joie trop sentie, et la vive affection de peine a plus souvent encore déterminé au suicide le malheureux qui, par sa constitution physique, sembloit pouvoir lutter avec avantage contre les douleurs morales les plus cruelles (52).

Il survint alors à madame de St.-

_____

(52) Quelle mécanique incompréhensible a soumis les organes au sentiment et à la pensée? Comment une seule idée douloureuse dérange-t-elle le cours du sang ? et comment le sang à son tour, etc. *Voltaire, tome* 57, *page* 105.

Sauveur, âgée de 55 ans, une espèce de jaunisse qui, quoique traitée par les remèdes connus, fut terminée en laissant au sein droit un embarras très-douloureux. Et si la bile rentra dans les justes digues que la diététique parut lui assigner, ce ne fut qu'après avoir produit une véritable tumeur, à laquelle on vit succéder les divers degrés d'accroissement qui ont ensuite conduit la maladie à des complications redoutables.

Il n'est pas toujours facile de dissiper les engorgemens qui appartiennent à certaines glandes; il l'est encore moins de transformer en matière purulente et bénigne les sucs hétérogènes dont ces engorgemens se sont primitivement formés, soit que le premier désordre ait été le produit d'un vice humoral, soit qu'un vice local et concentré en ait détruit l'organisation; et dans ces différens cas, les remèdes qu'on voudroit opposer à ces maux sont rarement efficaces.

Dans cette maladie extraordinaire, tous les remèdes intérieurs, et même les plus innocens topiques, avoient semblé contribuer à son excessive progression (53).

Ainsi donc nous ne craindrons pas de commettre une erreur, en disant qu'elle a pris sa source dans une bile exaltée ; si surtout l'on nous permet de croire que cette humeur, quoique précieuse dans ses attributions, puisse, en se dénaturant, altérer le parenchyme mammaire, dans lequel on sait qu'elle arrive conduite par le sang, par la lymphe, ou d'autres fluides auxquels la nature l'associe, non pour opérer la destruction, mais pour la rendre d'une manière plus facile aux

---

(53) Le poids de cette tumeur, que nous conservons, est d'environ 10 livres.

lieux de son excrétion, seul moyen de salut pour la malade.

Si l'on nous permet cette supposition, nous ne craindrons pas de dire encore que la bile peut avoir déterminé par excès la première stase dans le système glanduleux, en enlevant aux fluides déjà contenus, les qualités requises, c'est-à-dire, leur proportion, leur convenance en tout genre avec les divers tubes qu'ils doivent parcourir librement en état de santé, état dans lequel les oscillations de toute espèce n'éprouvent aucun obstacle.

Cette théorie une fois admise relativement aux premiers écarts de la nature, on pourra sans peine en expliquer beaucoup d'autres, et concevoir enfin ces différentes maladies qui affligent l'homme.

La variété des kystes dans certaines tumeurs, les diverses matières dont ces tumeurs se forment, prouvent assez qu'on doit attribuer ces désordres, premièrement, à l'excès des fluides de toute espèce; secondement, au vice même de ces fluides, lorsqu'on est en droit d'en supposer.

Les kystes eux-mêmes ne sont qu'une prolongation monstrueuse, à laquelle les plus petits ganglions peuvent donner lieu pour les petits désordres comme pour les grandes erreurs de la nature; et rien n'est ordinaire comme ces sortes de glandes miliaires, de molécules, d'atomes même auxquels on voit prendre les formes de grandes tumeurs, de petites, d'ovales, de rondes, etc. et toujours en paroissant s'assimiler aux parties membraneuses, aponévrotiques, glanduleuses, dont il semble qu'elles aient voulu prendre le type véritable.

Il résulte de ces différentes propo-

sitions, 1.° que toutes les parties dé-
pendantes de l'homme, dans l'état
même de la plus grande vigueur, peuvent, en se dénaturant d'un instant à
l'autre, servir de matrice aux monstruosités de toute espèce, aux substances parasites de tout genre, de tout
volume ; 2.° qu'aucun individu n'est
exempt de voir féconder chez lui le
germe inné de ces productions les plus
extraordinaires ; 3.° que les tempéramens les plus robustes, comme les
plus foibles, sont sujets à ces différentes tumeurs, qui ne cèdent, pour
l'ordinaire, qu'à la médecine opératoire.

Un vice humoral trop souvent supposé, relativement au principe de ces
sortes de maux, a souvent donné lieu
à de grandes fautes. On débilite les
premiers organes par d'amples boissons, par des évacuans, ou d'autres
remèdes intérieurs, qui altèrent les

22

sucs gastriques, le chyle, la lymphe même, et qui, avant d'avoir été aperçus par les organes secondaires, ont suffi à l'excitation des plus grands désordres.

Mais on nous reprocheroit avec raison peut-être de dépasser notre but, si nous allions plus loin sur cette matière.

Observation.

Vers la fin de l'année 1803, madame de St.-Sauveur eut au sein droit un engorgement bien remarquable ; et quoiqu'il fût peu douloureux dans son principe, le volume s'en fit apercevoir au bout de quelques mois. Les médecins consultés crurent devoir conseiller divers topiques, ainsi que plusieurs remèdes intérieurs, parmi lesquels on n'oublia point les savonneux, la ciguë, etc. mais tous furent inutiles, et la malade passa environ trois ans dans cet état de gêne et de souffrance, privée de beaucoup d'alimens qu'elle aimoit, et voyant grossir journelle- ment sa tumeur.

La partie la plus près de la poitrine étoit un composé de glandes, dont la surface sphérique étoit parsemée de vaisseaux variqueux. L'intervalle de ces vaisseaux étoit d'un rouge foncé, sur lequel l'impression des doigts la plus légère laissoit une empreinte sen- sible et une douleur profonde. En s'éloignant de ces glandes, on distin- guoit un fluide épanché, dont le vo- lume étoit considérable ; et quoique cette tumeur si compliquée ne fît point éprouver une douleur cons- tante, des élancemens pénibles s'y faisoient sentir assez pour prouver la nécessité d'en délivrer la malade.

D'un autre côté, la grande quantité du fluide épanché qu'on distinguoit

22.

facilement dans des cavités de cette tumeur, fluide dont il étoit difficile de connoître la nature, devoit être évacuée pour éclairer sur ce qui resteroit à faire.

Je fis donc une ponction avec un large trois-quart sur la partie inférieure et saillante de la tumeur, sans savoir quel en seroit le résultat. M. Monier, ancien chirurgien de l'Hôtel-Dieu de Paris, homme plein de bonne instruction, et très-excellent opérateur, que nous avons perdu depuis lors, m'assistoit dans cette opération bien incertaine, et pourtant commandée par les circonstances, pour savoir si le fluide contenu dans ces cavités du sein étoit du pus, de l'eau, de la gélatine, ou toute autre matière liquide.

La canule de mon trois-quart se nicha sans douleur dans une sorte de caverne, de laquelle à notre grande surprise, il sortit une cuvette pleine d'un fluide couleur de café foncé, et absolument inodore, mêlé de quelques fragmens qui surnageoient.

J'avois mis un soin extrême à rendre cette opération bien courte, afin d'éviter, autant qu'il me seroit possible, l'impression d'un air froid sur le vide résultant du fluide sorti.

Mais cet air extérieur que j'avois justement redouté, ou peut-être le changement qui s'opéra par d'autres causes dans l'intérieur de cette masse considérable, donna lieu à des douleurs continuelles, malgré les topiques les plus calmans.

Le soir il se joignit à ces douleurs une fièvre assez forte; la malade eut aussi des nausées; elle vomit, et fut dégoûtée de toutes les substances nutritives.

La nuit qui suivit cette soirée fut

marquée par l'insomnie, et par beaucoup d'agitation.

La tumeur, rouge avant, changea
de couleur. Les vaisseaux variqueux
dont elle étoit couverte, disparurent
sans qu'on pût en deviner la cause.
La dureté des glandes fut plus remarquable, et notre désir de les disposer
à une suppuration favorable, ne fut
qu'un désir stérile, qui nous donna
du regret d'avoir fait cette ponction,
seule opération que la malade eût
voulu consentir.

Le troisième jour, le délire se joignit à la fièvre. Les idées de la malade étoient sans suite; on entendoit
avec peine ce qu'elle disoit, mais on
la voyoit tristement affectée.

Quatre jours se passèrent dans cet
état pénible. Le sommeil, que nous
désirions vivement, fut en vain sollicité par quelques narcotiques, et les

forces se soutenoient par l'effet seul
de la fièvre d'irritation , vraisemblablement occasionnée par l'air atmos-
phérique dont nous redoutions les
effets. Les principales fonctions trou-
blées, l'estomac ne supportoit qu'une
petite quantité de limonade vineuse,
et quelques cuillerées de vin d'Espagne ; aussi la position de madame
de St.-Sauveur paroissoit alors peu
favorable aux succès d'une grande
opération.

Le besoin et la prudence exigeoient
donc alors une réunion de gens de
l'art , dont l'objet seroit de bien examiner si cette opération offriroit encore quelque ressource. M. Sabatier
fut celui des médecins éclairés que la
famille de la malade choisit le premier parmi les consultans proposés.
M. Balthazar, ancien chirurgien interne de l'Hôtel-Dieu , et ami de
M. Monier , fut également désigné.

Chacun de nous ayant bien examiné la maladie, les consultans se retirèrent dans un salon voisin de la chambre de la malade, où étoit M. le baron de St.-Sauveur son fils, accompagné de M. le prince de Masserano et de M. de Raffelis, ses beau-frères.

L'existence d'un fluide nouvellement épanché en abondance dans les cavités de la tumeur, n'offroit aucun doute. La diathèse cancereuse fut bien reconnue, ainsi que la gravité du mal. Aussi fut-il décidé que l'ablation de cette tumeur auroit lieu le plutôt possible, et qu'elle seroit précédée de l'extraction du fluide épanché, afin de rendre, par ce moyen, l'opération plus facile et plus sûre.

Cette décision ne devoit pas être connue de madame de St.-Sauveur. Il falloit donc la tromper en l'opérant, ou la laisser mourir sans opération ; et cette alternative étoit bien fâcheuse, car rien n'étoit plus douteux que le succès de pareille entreprise (54).

Notre plan ne pouvant être changé, M. Sabatier nous ayant quitté dans l'instant pour être à l'heure précise de ses leçons au Collége de médecine, il fut décidé que la malade alloit être prévenue qu'on lui feroit la ponction qu'elle n'avoit point refusée, et qu'on passeroit de suite à la grande opération, s'il y avoit possibilité de la faire.

---

(54) En regrettant avec nos Lecteurs la perte irréparable, causée par la mort de M. Sabatier, que nous venons d'apprendre, nous ne pouvons nous dispenser de rappeler les paroles même de ce Nestor de la médecine opératoire, dans la consultation de madame de St.-Sauveur. *La maladie est des plus graves, sans doute,* dit M. Sabatier ; *mais s'il faut un miracle, notre collègue Imbert le fera.* Je prends à témoin d'une vérité qui honore encore la mémoire de ce grand homme, toute la famille assemblée de madame de St.-Sauveur, à laquelle ces paroles furent adressées.

En conséquence de cette détermi-
nation, madame de St.-Sauveur,
levée par ses femmes, fut assise en
face de sa fenêtre, sur un fauteuil un
peu élevé, ayant la tête voilée et tour-
née sur l'épaule gauche.

Lorsqu'elle fut ainsi placée, deux
aides cachés dans un cabinet où se
trouvoit mon appareil, vinrent dans
sa chambre, où j'étois avec M. Monier.

J'assignai à chacun, et par signe,
la place qu'il devoit occuper. Je fis
d'abord la ponction projetée, et j'é-
vacuai à-peu-près la même quantité
de fluide que la première fois, c'est-
à-dire, une assez profonde cuvette,
un peu moins noir, mais d'une fétidité excessive. La canule du trois-
quart retirée de la tumeur, je me disposai à l'amputation, en félicitant la
malade d'avoir été délivrée d'une matière infecte qui étoit la cause de tous
ses maux.

M. Souchotte, l'un des chirurgiens du Corps impérial d'Artillerie, placé derrière son fauteuil, avoit ses mains fortement appuyées sur la partie supérieure de sa poitrine, et tirant modérément à lui les tégumens que je voulois ménager, s'assuroit ainsi de sa bonne contenance. M. Balthazar étoit placé vers la partie interne de la tumeur, qu'il tenoit soulevée; M. Monier, vers la partie droite, soutenoit le bras droit en arrière, à la hauteur nécessaire pour le manuel de l'opération; et les deux femmes étoient employées à fixer le bras gauche, et surtout la tête, qu'il étoit essentiel de cacher, en la tenant inclinée sur le bras.

Les choses ainsi disposées, j'enlevai la tumeur dans moins de vingt secondes; et la malade n'exprima la douleur inséparable d'une semblable opération, que par un cri bien modéré, et sans savoir à quoi l'attribuer. Elle ne fut presque pas sensible ensuite à la dissection d'un fragment squirreux, de figure ovale, et gros comme un œuf de poule aplati, resté isolé avec adhérence aux muscles de la poitrine; elle le fut moins encore à l'enlèvement de quelques petites glandes de même caractère.

Après le manuel complet de cette opération, et l'appareil placé, madame de St.-Sauveur fut portée dans son lit, et sans avoir pu imaginer un moment qu'on lui avoit fait l'opération qu'elle redoutoit.

Tromper en pareille occurrence, est bien loin de la perfidie : déguiser les apprêts d'une opération rigoureuse, est un devoir; et toutes les ruses au moyen desquelles on évite le mal de la peur, ou tout autre mal qui peut être ignoré, sont des ruses louables.

Au lieu d'un grand bistouri, j'employai un couteau moyen d'amputation ; et par un mouvement circulaire, je pus, à la faveur de cet instrument, couper avec beaucoup de précision, et dans une ligne marquée, la partie que je devois enlever.

Et comme les vaisseaux artériels s'étoient trouvés détruits en partie, par la présence du fluide qui tenoit depuis long-temps ces parties dans un état de macération, il n'y eut pas la moindre hémorragie.

La plaie fut couverte avec la charpie cardée, qui est toujours plus commode et plus favorable aux grandes plaies.

La fièvre, qui s'étoit emparée de la malade immédiatement après la première ponction, cessa par l'enlèvement de la tumeur, ou peut-être par l'affaissement qui devoit suivre cette opération. Les douleurs à la partie

opérée, furent très-supportables pendant la journée ; elles auroient été
moins senties, sans la compression
indispensable de l'appareil. Le sommeil très-interrompu, fut doux et
tranquille à sept heures du soir. Il
dura plus de deux heures, et revint à
plusieurs reprises pendant la nuit,
qui fut beaucoup plus heureuse que
toutes celles qui l'avoient précédée
depuis plus d'un an.

La journée du lendemain ne fut
pas moins calme. Dans l'après-midi,
et environ vingt-huit heures après
l'opération, il survint une petite fièvre qui dura environ douze heures.
Les urines, rares pendant ce temps,
se rétablirent ensuite. La deuxième
nuit fut aussi tranquille que la première.

J'avois eu soin de donner à petites
doses, le laudanum de Sydenham,
l'éther vitriolique, l'eau de fleurs

d'orange, pendant les premières vingt-quatre heures, pour enchaîner la sensibilité nerveuse et disposer la malade au sommeil.

Je joignis à ces remèdes quelques tasses d'eau de feuilles d'oranger sucrée, un peu de gelée de fruits, et quelques cuillerées de vin d'Espagne. Je dus à ces légers toniques, une transpiration peu sensible, ou pour mieux dire, une moiteur bienfaisante et douce, qui est presque toujours un signal de bonheur dans les grandes maladies.

Les trois jours suivans se passèrent de la même manière que les deux premiers, à quelques légers mouvemens de spasme près, accidens qui tiennent tantôt au régime commandé par les circonstances, et tantôt à cette crainte si naturelle à ceux qui sont au moment des grandes suppurations. Dès ce jour, je commençai à faire prendre à la malade douze grains d'extrait de quinquina, pour la préparer à cette crise; et ce remède fut continué pendant six semaines avec un grand succès.

Le premier appareil, levé le sixième jour, nous fit voir une plaie d'environ neuf pouces de diamètre, et d'une irrégularité proportionnée à la bizarrerie de la tumeur. Sa surface étoit parsemée de cavités non moins extraordinaires, en raison de la dissection des parties squirreuses adhérentes, dont nous avons parlé. Et quoique la suppuration s'annonçât de bonne nature à cette époque, toutes ces considérations devoient me tenir en garde contre certaines végétations fongueuses qui, se montrant ensuite d'un pansement à l'autre, m'obligèrent à les réprimer totalement avec la pierre infernale.

Cette cautérisation peu douloureuse

et très-commode , ne sauroit être trop recommandée , quoiqu'elle soit bien connue. Elle est l'âme des cicatrices qu'il est si essentiel de voir conserver solides , pour ceux qui ont éprouvé de semblables opérations ; car , si elles s'altèrent , c'est presque toujours l'affreux signal du retour de la maladie que l'on croyoit avoir détruite. Il en est de même des cicatrices qui ne cheminent pas en raison de l'application de cet excellent vulnéraire.

La pierre infernale opère , comme le feu lui-même , une abrasion certaine , prompte , du jour au lendemain , de toutes les chairs superflues qu'elle atteint , et qui ne pourroient faire partie intégrante des bonnes cicatrices. C'est elle qui prépare , pour les plaies , ce duvet précieux avec lequel il semble qu'un être incompréhensible se plaît à former

23

ensuite un tissu satiné dont il les enveloppe par une gradation sage et mesurée.

Et relativement à la cicatrice de madame de St.-Sauveur, nous pouvons dire que, bien terminée à la fin du quatrième mois, elle se conserve depuis six ans avec le poli de l'ivoire, et avec cette solidité parfaite à laquelle la nature et l'art ont concouru ensemble.

Mais après avoir fait, avec la plus scrupuleuse exactitude, l'histoire d'une maladie qui offre un phénomène tout particulier, ne craignons pas de nous accuser d'avoir passé quatre jours auprès de cette intéressante mère de famille, en demandant à l'art, ou plutôt à la Providence, une suppuration efficace, terminaison que la diathèse cancéreuse, dont à la vérité nous n'avions pas encore acquis la conviction, rendoit impossible ;

et félicitons-nous d'avoir conservé à la vie, malgré cette faute, une personne que ses vertus et ses rares qualités rendent également précieuse (55).

Nous avons dit que madame de St.-Sauveur, avant d'avoir eu sa tumeur hydro-cancéreuse, ne pouvoit accuser aucune humeur étrangère d'avoir eu part au développement de cette maladie; et cette vérité se trouve confirmée par la bonne santé dont elle n'a cessé de jouir depuis

---

(55) Quoique par un fait bien constaté, nous ayons eu tort de passer quatre jours en attendant la suppuration de cette tumeur, il est pourtant vrai de dire, que par cette même crise, on a vu guérir des maladies d'un volume exorbitant au sein. Il est également vrai que madame de St.-Sauveur s'étant alarmée de la grande opération qu'on lui avoit proposée d'abord, n'auroit pas été facile à tromper sans cet état d'affaissement dans lequel elle étoit tombée.

six ans, sans le secours du cautère habituel, ni d'aucun autre exutoire.

Ces dernières circonstances, nous n'aurions pu les oublier en faisant l'exposé d'une maladie d'un grand intérêt dans l'histoire de la médecine. Elles coïncident parfaitement avec notre système sur l'abus qu'on fait du cautère habituel.

L'observation suivante, en fournissant une nouvelle preuve de l'inutilité de ces moyens, même après la guérison d'un cancer d'hérédité supposée, prouve aussi, comme la précédente, que la diathèse cancéreuse cède efficacement à la médecine opératoire, aidée du quinquina et du lait, deux remèdes dont les grandes vertus sont bien reconnues.

Observation.

Mademoiselle Geneviève Couppery, ex-novice du couvent des Carmelites de la ville de Caderousse (Vaucluse), âgée de 44 ans, et d'une foible constitution, eut au sein gauche un engorgement douloureux. Bientôt après ce mal prit le caractère du cancer occulte; et quoique le volume n'en fût pas très-considérable, le sein devenu tendu sembloit vouloir s'ulcérer après six mois des premiers accidens.

Lassée de voir cette maladie prendre tous les jours de l'accroissement et devenir plus inquiétante, la malade me fit prier de l'aller voir.

Arrivé à Caderousse, mademoiselle Couppery me communiqua ses inquiétudes relativement à une tante maternelle, morte à la suite d'un cancer ulcéré au sein; et cette idée, jointe à

l'inutilité de beaucoup de remèdes
qu'elle avoit dû prendre, lui faisoit
craindre une fin semblable.

Après avoir vu sa tumeur, je la
rassurai sur ses craintes, en lui promettant le succès de l'opération que
son état réclamoit.

J'exigeai ensuite qu'elle quittât le
régime sobre et monotone auquel on
l'avoit soumise. Je lui conseillai en
même temps de prendre quelques
bains domestiques, et je la quittai
sans lui faire connoître le temps que
nous prendrions pour une opération
qu'elle désiroit.

Six jours après, et sans être attendu
(le 21 juin 1809), je disposai mon
appareil, assisté de MM. Guérin, médecin de Caderousse, et Bernardi,
jeune chirurgien interne de l'hôpital
d'Avignon; et l'opération fut faite
dans la matinée. Le cancer n'avoit pas
contracté la moindre adhérence, et là

suppuration de la plaie fut de très-bonne espèce le septième jour. A cette époque, je mis la malade à l'usage du lait et du quinquina à petite dose, et malgré l'hérédité présumée du vice cancéreux, sa plaie fut cicatrisée à la fin du cinquième mois.

Depuis sa guérison, mademoiselle Couppery compte deux ans d'une santé parfaite; et si l'on voit que sa cicatrice ait été un peu tardive, c'est qu'éloignée de moi, on avoit négligé dans les premiers temps l'usage de la pierre infernale, qui fut ensuite appliquée très-exactement, et avec un grand succès, jusqu'à la parfaite incarnation de la plaie.

Mais si les détails de ces dernières maladies, qui ont été heureusement terminées, ont dû trouver place dans un ouvrage dont le principal objet est de célébrer les grandes propriétés du cautère actuel, nous devons espérer qu'on y verra encore avec quelque intérêt, deux observations non moins favorables aux progrès de l'art.

La première de ces observations concerne la maladie de Charles Delacroix, ministre des relations extérieures ; et la deuxième est celle de la maladie de M. Perier de Gurat, ancien maire d'Angoulême ; observations qui, ayant paru depuis environ treize ans dans une feuille fugitive qu'on ne trouve plus, méritent de faire partie d'un ouvrage plus durable.

La première de ces observations fut imprimée avec le titre de *Sarcocèle de Charles Delacroix.*

La seconde parut sous le nom de *Sarcomes ou Polypes extérieurs de M. Perier de Gurat.*

Nous avons cru devoir ajouter à

chacune de ces observations, la gravure des maladies d'après les dessins les plus exacts, et nous avons chargé de ce dernier travail MM. Lemonier et Godefroi, artistes les plus capables de son exécution.

Mais avant de donner une nouvelle description de ces différentes tumeurs, il nous a paru indispensable de rendre au sarcocèle de Charles Delacroix son vrai caractère, un écrivain moderne l'ayant dénaturé dans un ouvrage d'ailleurs très-intéressant.

Je dis dénaturé, parce que l'auteur de cet ouvrage (M. Richerand) a parlé de la tumeur de Charles Delacroix sans l'avoir vue, et sans avoir même consulté aucun des médecins présens à la grande opération qu'elle a nécessitée ; opération qui, après avoir fait connoître la nature des parties dont la tumeur étoit formée, a prouvé, 1.º que cette tumeur étoit un vrai sarcocèle; 2.º a mis en évidence l'erreur de ceux qui l'avoient jugée impraticable, et a marqué en même temps une époque honorable à la chirurgie française.

La manière dont M. Richerand parle à ce sujet, m'oblige à rapporter ici ses propres expressions, qui, en rendant l'idée qu'il s'est formée de la maladie, sembleroient vouloir déguiser plusieurs circonstances que je dois rappeler.

« Mais de tous ces exemples » (dit M. Richerand, page 288, tome 4 de sa Nosographie chirurgicale) « et de » plusieurs autres qu'on pourroit y » joindre, aucun n'est plus remarqua- » ble que celui récemment offert aux » praticiens de la Capitale. Charles » Delacroix, alors ministre des rela- » tions extérieures de la Républi- » que française, portoit une tumeur

» des bourses, du poids de 26 à 27
» livres ; elle avoit mis quinze ans
» environ pour arriver à ce volume,
» s'étendoit d'une aine à l'autre, et
» de la partie inférieure de l'abdomen
» jusqu'au périnée. La verge étoit
» comme absorbée par les progrès ra-
» pides que venoit de faire la maladie
» durant un voyage dans la Belgique.
» *On sentoit les testicules parfaite-*
» *ment sains vers la partie inférieure*
» *de la tumeur ; et lors même qu'on*
» *n'eût pu s'assurer de leur état par le*
» *moyen du toucher, tout prouvoit*
» *que la maladie n'avoit pas son siége*
» *dans ces organes ;* ils n'auroient
» point acquis ce volume énorme,
» sans entraîner la mort du malade,
» en occasionnant la diathèse cancé-
» reuse générale. Les principaux chi-
» rurgiens de la Capitale furent con-
» sultés. La nature du mal, bien re-
» connue, tous se refusoient à une

» opération qui nécessiteroit des inci-
» sions profondes, une dissection la-
» borieuse, ainsi qu'une suppuration
» énorme et proportionnée à la vaste
» étendue de la plaie. M. Imbert
» Delonnes s'éleva au-dessus de ces
» craintes, et sa hardiesse fut cou-
» ronnée par le succès. Il ménagea la
» verge et les testicules; conserva des
» lambeaux de peau pour recouvrir
» les surfaces saignantes; soutint son
» malade par l'usage intérieur des
» amers, et le guérit parfaitement.

» L'ablation des congestions lym-
» phatiques des bourses (continue
» M. Richerand), n'est point suivie
» d'engorgemens consécutifs. On n'a
» point à redouter ici, comme à la
» suite du sarcocèle, qu'un germe
» cancéreux, déjà déposé dans les
» glandes lymphatiques du bas-ventre,
» ne se développe avec plus de rapi-
» dité, et ne fasse périr le malade. On

» doit donc se décider à l'opération,
» principalement si l'on a affaire à un
» sujet jeune, vigoureux, la désirant
» vivement, et prêt à braver toutes
» les douleurs. Charles Delacroix of-
» froit toutes ces conditions favora-
» bles. »

D'après le texte de M. Richerand,
j'ai dû voir avec surprise qu'il refuse
à la tumeur de Charles Delacroix le
caractère du sarcocèle, puisqu'il la
confond avec les tumeurs lymphatiques, dont les exemples sont tant
multipliés. Mais le désir qu'a pu avoir
cet auteur de donner à cette tumeur
un autre nom, ne peut rien changer
dans un fait bien connu de toutes les
Sociétés savantes.

En conséquence de ce paradoxe,
auquel je n'avois pas dû m'attendre,
j'ai dû prévenir mes Lecteurs que
cette étonnante production du règne
animal, que je conserve depuis 14 ans,

est un véritable testicule d'un étrange volume, dont la substance a été ouverte en plusieurs endroits pour en laisser voir les parties intégrantes; précaution qui a mis à découvert divers points de cette substance dégénérés et détruits par cette diathèse cancéreuse commençante, à laquelle M. Richerand n'a point cru, sans qu'elle dût causer la mort du malade.

Il est d'ailleurs facile de voir dans la gravure qu'a faite M. Godefroi de cette tumeur, d'après le dessin de M. Lemonier, ces portions gangrenées, ainsi que le canal déférent, le pédicule de la tumeur, sa tunique, et les différens feuillets dont cette tunique est composée.

Si cette tumeur avoit été étrangère au testicule, elle n'auroit point eu besoin de pédicule pour être soutenue dans le scrotum; son adhérence au dartos lui auroit suffi.

Ainsi donc, la seule existence de ce pédicule sortant du bas-ventre par l'anneau inguinal, comme une continuité du cordon lui-même, de ce cordon enfin qui va prendre ensuite différens contours ovales pour la formation du testicule, et tel qu'on le voit en petit dans l'état naturel, donne à cette tumeur le caractère indélébile du sarcocèle.

C'est donc avec la plus grande confiance que nous engageons M. Richerand à écrire sa rétractation, comme l'ont fait tant d'hommes recommandables, dans une nouvelle édition que l'utilité de son ouvrage semble promettre. Il est temps encore que ce jeune auteur qui se montre avec avantage dans la lice médicale, répare ses torts envers celui qui, au lieu d'avoir guéri une tumeur lymphatique par une des opérations les plus simples, a conservé à la vie un individu affecté d'une maladie dont on avoit prononcé l'incurabilité absolue.

A Dieu ne plaise que j'aspire à re- tirer un nouvel honneur d'avoir servi l'humanité dans un art duquel les ressources ne sont point assez con- nues.

Il est vrai pourtant, et je m'en glo- rifie, que j'ai été le seul des chirur- giens français, parmi lesquels se trou- voient les plus distingués de notre siècle, qui ait apprécié à leur juste valeur les moyens offerts par la na- ture, rarement trompeuse quand elle est sagement interprétée.

Mais passons aux deux testicules que M. Richerand nous a dit avoir été sensibles au tact avant l'opération de Charles Delacroix. Je ne puis que rire de cette supposition gratuite, et j'ai l'honneur de l'assurer qu'on l'a trompé sur ce point de la narration qu'on lui a faite; car M. Richerand n'avoit pas vu cette maladie. Il étoit trop jeune praticien alors, pour faire partie des consultans.

Le scrotum, plus tendu qu'il n'est possible de le dire, n'avoit pas un seul point de son énorme surface à travers lequel on pût rien distinguer. C'étoit, à la vue, un second ventre épouvantable, et au toucher, une sorte d'outre de forme particulière, et pleine d'une cire qui, ayant été mise en fusion, auroit repris sa nature première dans un moule glacé.

Le poids de 26 à 27 livres que M. Richerand donne à la tumeur, n'est pas plus exact. Il prouve qu'il n'a pas lu notre Observation, dans laquelle nous avons dit que ce poids s'élevoit à 32 livres avant la macération de la tumeur, qui l'a réduite à 28. L'erreur de M. Richerand sur cet article est légère. Mais pourquoi tronquer des

24

faits qui doivent servir à l'histoire d'un art utile ?

Il est constant que M. Gaudines cadet, très-instruit dans la zootomie, eut la bonté de faire macérer, pendant tout le temps nécessaire à sa conservation, cette tumeur, qu'il pesa, qu'il plaça lui-même dans un bocal.

M. Gaudines, qui a fait avec un grand succès beaucoup de préparations d'anatomie comparée qui ornent le cabinet de l'école d'Alfort, et d'ailleurs versé dans l'anatomie de l'homme, a fixé de sa main un petit globe de verre blanc, qui existe toujours à côté du pédicule de la tumeur ou du cordon spermatique, qu'il a bien prétendu indiquer de cette manière, et sans me consulter sur ce point, parce que rien n'étoit plus simple, plus vrai et plus naturel que cette espèce d'annotation.

S'il faut entrer encore dans d'autres détails, je rappellerai à M. Richerand que lorsque j'ai délivré Charles
Delacroix de son sarcocèle, j'avois
avec moi six témoins irrécusables,
MM. Monier, Duchanoi, Guillemardet, Collet, Coecou et Poisson, tous
médecins recommandables, que j'ai
nommés dans l'observation que j'en
ai publiée. Je lui dirai aussi que ces
Messieurs ont été comme moi convaincus de la nature de cette tumeur,
que plusieurs ont bien soutenue dans
leurs mains, dont j'avois grand besoin pour accomplir cette opération;
qu'ils ont bien remarqué, dans l'exacte
dissection que j'en ai faite, un véritable testicule; que ce testicule ayant
été séparé du scrotum, tenoit au bas-
ventre par son pédicule monstrueux,
auquel j'ai fait trois ligatures avec un
fil bien aplati et bien ciré, afin de me
soustraire aux hémorragies de la part

24.

des gros vaisseaux qui le composoient; et qu'enfin, ils ont été les témoins fidèles de la section de ce cordon, et de l'enlèvement du sarcocèle, dont le poids immense en rendoit le soutien pénible pendant la longue dissection qu'il a nécessitée.

Mais comment pourroit-on nier ce développement du testicule en grand, qui a produit un grand sarcocèle, lorsqu'on voit tous les jours cette même maladie arriver dans un moindre volume par des causes semblables ; quand surtout on est d'accord que les glandes les plus petites peuvent, comme les plus grandes, donner lieu aux plus grandes tumeurs ? Et ce principe justement reconnu, comment pourroit-on ne pas convenir que le testicule, dont l'organisation glanduleuse est certaine, doit être sujet aux mêmes erreurs que les autres glandes ?

Qu'on ne dise donc plus désormais que le sarcocèle, de quelque volume qu'il puisse être supposé, ne peut se former du propre parenchyme du testicule, sans une diathèse cancéreuse qui seroit mortelle. Car le phénomène du sarcocèle est bien moins étrange que celui d'un ganglion, d'une glande sébacée, d'une glande miliaire, d'un atome même, qui devient, sans qu'on puisse en douter, la matrice de ces tumeurs lymphatiques qu'il plaît à M. Richerand de placer dans le scrotum, avec des membranes toutes formées, un pédicule bien distinct, et surtout avec défense aux testicules de participer à ce miracle qui n'a existé que pour lui encore.

Mais revenons au calme de la grande raison, et disons avec le même calme, 1.° que les vaisseaux spermatiques charrient, dans le centre même des

testicules , des sucs qui deviennent
prolifiques par une élaboration toute
particulière ; 2.° que la nature même
de ces sucs qui peuvent s'extravaser ,
nécessiteroit, dans tous les cas, un
arrivement continuel de fluide qui
commanderoit la dilatation de toutes
les parties flexueuses dont se compose
cet organe , ou bien un épanchement
plus ou moins considérable.

Je dirai même ; relativement à ces
sucs dont l'homogénéité ne sauroit
être contestée, que les vésicules sémi-
nales en étant une fois comblées par
le canal déférent , le reflux qu'on doit
justement supposer , malgré les vaisseaux absorbans , les rend plus propres à la fabrication de toute espèce
de congestion que les autres tumeurs :
car celles-ci ; tout-à-fait étrangères à
la glande spermatique , ne peuvent
avoir acquis cette préparation merveilleuse par laquelle on voit ensuite

se former dans l'utérus, l'embryon, lé fœtus, ou même les monstres, dont la substance ressemble, à certains égards, aux parties animales par les-quelles le sarcocèle se produit, se dé-veloppe, se *vitalise.*

Nous demandons grâce pour cette dernière expression. Nous avons cru devoir l'employer comme une anti-thèse convenable à cette diathèse can-céreuse de M. Richerand, qui *tue* tout dès sa naissance, jusqu'à notre sys-tème sur la grande facilité avec la-quelle s'accroissent, 1.° le testicule pour former le sarcocèle; 2.° le foie, la rate, le pancréas, les reins, le mésentère, pour produire le squirre; et qui *tueroit* peut-être encore la matrice qui voudroit se permettre une dilatation assez considérable pour contenir deux, trois, quatre enfans, et même davantage.

Mais cette diathèse cancéreuse ne

sera prouvée pour nous que par
l'aberration de la flamme vitale dans
certaines congestions , qui , même
alors sequestrées dans un manoir distinct , pourroient se conserver sans
contagier, jusqu'à un certain point,
les organes dont on fait dépendre la
continuité de la vie.

Combien de fausses conceptions
utérines se sont conservées pendant
une suite d'années , sans avoir acquis
la plus légère infection , et sans être
devenues causes de mort pour les
femmes chez lesquelles ces conceptions avoient eu lieu ? Et certes si
l'utérus , dont on connoît si bien les
rapports sympathiques avec les viscères principaux , étant devenu le véritable réservoir de ces monstruosités
souvent cadavéreuses , n'en reçoit
aucune atteinte , comment , avec un
ton magistral qu'Hippocrate n'eût jamais pris , peut-on dire , sans avoir vu :

« On sentoit les testicules parfaite-
» ment sains vers la partie inférieure
» de la tumeur; *et lors même qu'on*
» *n'eût pu s'assurer de leur état par le*
» *moyen du toucher, tout prouvoit*
» *que la maladie n'avoit pas son siége*
» *dans ces organes ;* ils n'auroient
» point acquis ce volume énorme sans
» entraîner la mort du malade, en
» nécessitant la diathèse cancéreuse
» générale. »

Je remercie M. Richerand d'avoir
publié cette inculpation qu'il m'a faite,
pendant que j'ai pu éclairer cette partie de la science avec ce jour de la
vérité qui ne trompe personne ; et
pour satisfaire à ce sujet les savans de
notre art pour lesquels ce jour est si
précieux, je leur dirai : Messieurs, si
le testicule de Charles Delacroix ,
qui a dû occuper l'horizon médical,
comme celui du marabou dont Dionis
nous a donné l'histoire, n'est pas un

sarcocèle, après avoir acquis dans toutes ses parties environ cinq cent trente-deux fois son poids et s'être dénaturé ensuite, il restera toujours pour nous, pour nos descendans, et même pour la postérité, un testicule de trente-deux livres, que nous conservons précieusement, et dont les différentes parties, bien distinctes, pourroient servir encore à une démonstration anatomique de cet organe; et pareil phénomène méritera bien un jour l'honneur du muséum (56).

Je leur dirois aussi, que cette maladie ne sera jamais une congestion lymphatique que pour ceux qui, comme M. Richerand, tout en disant: *M. Imbert Delonnes s'élève au-dessus*

---

(56) *Quod vivo detraxerit invida turba,*
   Post obitum duplici fœnore reddet honos.
                                    Martial.

de ces craintes, et sa hardiesse est couronnée de succès, lui défèrent le simple honneur d'avoir fait *l'ablation d'une congestion lymphatique aux bourses, dont on n'a point à redouter, comme à la suite du sarcocèle,* etc. Et je finirois ma déclamation, en disant de M. Richerand, qu'avec sa congestion lymphatique, il a réellement accusé d'ignorance moi, premièrement; ensuite MM. Sabatier, Pelletan, Boyer, avec quatre autres consultans, qui, ayant bien reconnu l'existence d'un sarcocèle chez Charles Delacroix, avoient conclu à l'impossibilité de sa guérison; troisièmement enfin, MM. Monier, Duchanoi, Guillemardet, Collet, Coecou et Poisson, qui, m'ayant assisté dans l'opération, se sont convaincus avec moi de la nature de la maladie.

Observation.

Charles Delacroix étoit affligé, depuis environ quatorze ans, d'un sarcocèle monstrueux au testicule gauche. Aucun des remèdes qu'on lui avoit indiqués, n'avoit pu empêcher l'accroissement de la maladie.

Cette tumeur énorme, du poids d'environ trente-deux livres, étoit plus saillante que le ventre d'une femme qui touche au moment d'accoucher. Les bourses et les tégumens voisins lui servoient d'enveloppe, au préjudice des autres parties de la génération, qu'il étoit impossible d'apercevoir.

Elle étoit placée sur le côté gauche plus que sur le côté droit; ayant la forme d'un cœur arrondi et irrégulier, dont la base se portoit à droite, posant sur le bas-ventre et la cuisse du même côté. La pointe se dirigeoit sur la cuisse gauche, et sa longueur étoit d'environ quatorze pouces sur dix pouces de hauteur dans son centre. Le pédicule de cette tumeur étoit le cordon spermatique, développé comme le testicule ; il paroissoit se propager sur la région hypogastrique, sur le pubis et sur le périnée, jusqu'à l'anus.

Tel étoit l'état de Charles Delacroix, lorsqu'il désira faire chez lui la réunion de huit officiers de santé auxquels il crut devoir sa confiance.

La maladie ayant été bien examinée par chaque individu, et le malade s'étant retiré, les consultans décidèrent, à la majorité de sept contre un, que cette tumeur étoit une de celles qu'on a désignées sous le nom pusillanime et barbare de *noli me tangere*.

J'avois dit, en ma qualité de consultant, qu'une opération qui enlèveroit

cette tumeur pourroit être efficace ;
que s'arrêter dans des cas semblables
aux bornes tracées par l'expérience,
étoit une timidité coupable dont il
falloit se défendre ; que la guérison
des sarcocèles d'un petit volume éta-
blissoit la possibilité d'en guérir de
plus grands ; qu'avant ces citadelles
qui ont porté dans le Nouveau Monde
l'épouvante et l'horreur, on avoit
construit la pirogue et la nacelle ; et
qu'enfin, par le travail, par le génie,
et surtout par le courage qui mène à
la persévérance, on voyoit tous les
jours s'agrandir le domaine des arts
et des sciences.

Je rappelai même à cette occasion
le jeune Nègre attaqué d'un monstrueux sarcocèle, que le capitaine
Teissier, commandant la *Gracieuse*,
avoit amené de la Martinique à Paris ;
maladie dont cet insulaire mourut au
mois de mai 1768, dans l'hospice des

écoles de médecine, parce que M. Louis et d'autres chirurgiens non moins célèbres de ce temps, n'osèrent pas l'opérer, quoiqu'il fût venu en France dans cette intention.

Mais tout ce que je pus dire parut si étrange, qu'on voulut à peine m'entendre. Cette opération étoit, à l'avis du plus grand nombre des consultans, *l'opprobre de la chirurgie. Le malade devoit traîner jusqu'au bout sa pénible existence, qu'on ne manqueroit pas d'abréger en l'opérant.*

Inutilement je demandai quelles étoient les autorités qui faisoient prononcer ainsi, avec l'impuissance de la chirurgie, les douleurs et la mort du malheureux pour lequel nous étions rassemblés. Ma réclamation fut stérile; et comme l'acteur qui veut s'obstiner à faire valoir une mauvaise pièce de théâtre, je restai seul en scène.

J'aurois pu me laisser entraîner

dans l'opinion générale , si je n'avois
su que souvent un seul homme a le
bonheur de saisir la vérité qui échappe
à la foule, et que la réputation de deux
ou trois individus suffit plus souvent
encore pour entraîner une assemblée
entière dans les erreurs les plus dangereuses.

J'avois donc jugé que Charles Delacroix pourroit être délivré de l'affreuse
incommodité qui menaçoit ses jours.
Rien de tout ce qu'on m'avoit dit sur
la prétendue impossibilité de sa guérison, ne pouvoit m'éloigner de l'opinion que j'avois exprimée avec une
sorte de conviction prématurée qui
fait oser les choses les plus difficiles.

D'un autre côté, le malade m'avoit
fait part du désir qu'il avoit de se soumettre à l'opération que j'avois proposée ; et pour lui prouver que cette
opinion que j'avois exprimée étoit la
suite nécessaire de mes observations,

je l'engageai d'abord à lire mon *Traité sur les maladies des hommes ;* ensuite je le mis à portée de voir plusieurs individus guéris, par des opérations délicates, de différentes maladies qui affligeoient les organes de la génération.

S'emparer ainsi de la confiance de celui qui réclame la santé, est un grand avantage que le chirurgien ne doit jamais perdre de vue : il influe beaucoup sur le succès d'une opération ; il agit d'une manière positive sur le moral ; et l'on sait bien comme le moral le rend au physique, quand celui-ci est abattu par les circonstances dans lesquelles se trouvoit Charles Delacroix. C'est de moi seul qu'il avait entendu ces douces paroles : *Je vous guérirai ;* tandis que tous ceux qu'il avoit consultés depuis environ quatorze ans, sembloient lui dire en s'éloignant de lui : *Notre art est pour*

25

vous sans ressource ; souffrez en si-
lence et mourez en paix.

Charles Delacroix étoit donc livré
à un ennemi qui exerçoit tous les
jours de nouveaux ravages. Sa tumeur
croissoit lentement, mais elle dégé-
néroit dans plusieurs endroits (57).
Seul je faisois luire à ses yeux la douce
espérance de l'en délivrer : il la saisit
avec fermeté, contre l'opinion générale, et malgré l'appareil de douleur
qui la précédoit. Ainsi l'homme fort
de son génie, calcule tout, et finit par
apercevoir les véritables ressources
qu'il doit employer dans les circonstances critiques. Il avoit appris de

---

(57) L'examen anatomique, d'après les différentes coupes faites sur la tumeur déjà carcinomateuse, fait voir jusqu'à l'évidence que le malade n'avoit pas long-temps à vivre, si on l'eût
abandonné aux ressources de la nature, presque toujours impuissante dans les maladies chirurgicales.

Montaigne qu'on ne doit point craindre la mort, *mais le mourir* (58).

En conséquence de la parfaite déter-
mination de Charles Delacroix, je le
mis au régime maigre pendant dix
jours ; et le 13 septembre 1797, en
présence de MM. Monier, Duchanoi,
Guillemardet, Collet, Coecou et Poisson, je procédai à l'opération projetée, en ouvrant la tumeur dans toute
son étendue, et selon la direction du
cordon spermatique ; ensuite, après
en avoir séparé l'enveloppe dans une

---

(58) L'abbé de Flamarens, frère du dernier
évêque de Périgueux et du ci-devant marquis de
Flamarens, grand louvetier de France, attaqué
d'un hydro-sarcocèle du poids d'environ deux
livres, est mort dans les douleurs les plus longues et les plus aiguës. J'étois le seul des consultans qui opinât pour l'amputation de la tumeur : la majorité des opinions fut adoptée.
Voyez mon *Traité sur les maladies des hommes*,
page 355 et suiv.

25.

largeur d'environ quatre pouces, je plongeai mon bistouri dans un des points qui avoit semblé contenir un fluide particulier. Mais ayant été bien convaincu que la maladie étoit un composé de parties squirro-graisseuses, qui s'étoient organisées sous la tunique vaginale, autour du testicule malade ou dans le corps de cet organe même, j'en fis la dissection entière, bien persuadé que c'étoit-là le seul moyen de succès.

Cette opération, très-longue et très-douloureuse, fut faite *en cinq temps*. C'étoit une prudence indispensable. Chaque entr'acte, qui duroit sept à huit minutes, suspendoit toute douleur; et donnant ainsi du calme à l'opéré, ses organes reprenoient la force nécessaire pour arriver à sa délivrance.

La dissection d'une tumeur, quand elle est aussi volumineuse, ne se fait

bien qu'en pratiquant plusieurs lambeaux à ses enveloppes. La surface de
celle-ci étoit environnée d'artères et
de veines, qu'il falloit éviter jusqu'à
un certain point, afin de se mettre à
l'abri des grandes hémorragies. Un
tissu cellulaire, lâche dans certains
endroits et très-serré dans beaucoup
d'autres, surtout du côté du *raphé*,
offroit une dissection tantôt facile et
tantôt laborieuse. Le testicule droit,
ainsi que le corps caverneux et le canal de l'urètre, étoient adhérens à la
masse qu'il falloit extirper. La verge
étoit privée de son enveloppe que lui
fournit le prolongement du scrotum.
Cette enveloppe, devenue absolument celle de la tumeur, ne laissoit
plus voir, au lieu de la verge et du
testicule sain, qu'un second nombril,
par lequel le malade rendoit ses urines, au moyen d'un conducteur
en forme de petit entonnoir, qui,

recevant ce nombril, empêchoit les urines de se répandre sur la tumeur et sur les vêtemens.

Ainsi, je devois conserver avec les organes de la génération, qui étoient adhérens et confondus avec la tumeur, la portion des enveloppes qui, avant la maladie, appartenoit à ces mêmes organes. Il falloit aussi que ces enveloppes fussent, après l'extirpation de la tumeur, immédiatement appliquées sur des surfaces qui sembloient leur être devenues étrangères, et qu'elles reprissent, avec leurs anciennes formes, leurs anciens droits.

C'étoit le second nombril dont j'ai parlé déjà qui me servoit de point de ralliement; je devois le trouver au bout du canal de l'urètre. Il étoit encore adhérent à la base du gland, qui, opprimé et tiraillé comme toutes les autres parties, étoit devenu plus grêle et plus alongé.

Je n'étois pas loin de la fin de mon opération, dont le manuel dura deux heures et demie (les entr'actes compris), quand j'eus isolé la tumeur et mis à part les parties qu'il falloit conserver dans leur intégrité parfaite. Mais il me restoit un pédicule effrayant tant par sa grosseur que par la difficulté de le soumettre à la ligature sans danger. Son volume avoit environ dix pouces de circonférence : je devois craindre que les parties nerveuses et membraneuses qui entroient dans sa contexture, ne pussent être assujetties à une forte compression, sans qu'il survînt de vives douleurs aux reins, aux entrailles, des crampes, des convulsions, accidens qui deviennent souvent mortels.

Il falloit donc, d'une part, soumettre ce pédicule à une ligature assez peu serrée pour prévenir ces accidens; mais il étoit indispensable aussi

d'opposer une digue efficace à des
vaisseaux qui, destinés à nourrir un
corps étranger aussi volumineux,
avoient acquis beaucoup de diamètre
et beaucoup d'épaississement dans
leurs tubes, dégénérés comme les autres parties.

Je remplis ce double objet en faisant plusieurs ligatures, dont les dernières étoient un peu plus serrées que
les premières. Je pratiquai la première
dans la partie la plus voisine de l'endroit que je devois retrancher; ensuite j'en fis trois autres, en m'appro-
chant toujours de l'anneau; et les
différens fils cirés que j'employai pré-
sentoient une forme plate, et large
d'environ deux lignes.

La tumeur emportée ensuite avec
le bistouri, laissoit une plaie dont la
surface irrégulière pouvoit se comparer à celle d'une large assiette. Je cou-
vris la presque totalité de cette plaie,

au moyen d'une partie des lambeaux
que j'avois dû conserver, en commençant par l'endroit voisin des ligatures. Je passai de là à la verge, qui
avoit été disséquée et dépouillée jusqu'à la couronne du gland ; ensuite
au testicule sain, dont la cloison,
ainsi que les fibres du dartos, avoient
été détruites jusqu'à la tunique vaginale. Je donnai à chacun de ces organes l'enveloppe dont il avoit besoin.
Mais il me restoit encore une très-
grande quantité de peaux inutiles,
que je retranchai avec des ciseaux
droits. Cet instrument, qui ne vaut
pas le bistouri dans une infinité de
cas, est préférable dans celui-ci, en ce
qu'il coupe avec plus de précision, en
prenant un léger point d'appui sur la
partie qu'on veut recouvrir, et la cure
s'accomplit avec plus d'aisance.

L'opération finie, la plaie fut
couverte de charpie brute et mise

avec profusion, afin que les pièces de
l'appareil pussent fournir une pression douce et suffisante. Le malade,
mis dans son lit, y trouva le calme
parfait, après avoir vomi deux fois, et
à une demi-heure d'intervalle, pour
se débarrasser d'une petite croûte de
pain et d'un petit verre de vin d'Espagne qu'il avoit pris avant l'opération.
Dans l'intervalle des deux vomisse-
mens, il éprouva quelques légères
défaillances, qu'on avoit évitées pendant l'opération, au moyen des entr'actes dont j'ai déjà parlé.

Ce vomissement fut occasionné par
la continuité des souffrances qui devoient suspendre les fonctions de l'estomac, peut-être même par le changement de position de l'opéré, qui fut
transporté de son lit de douleur à
celui de repos.

Il n'éprouva d'ailleurs, dans la suite,
aucune sensation douloureuse , ni

dans les reins, ni dans les entrailles : ce qui me parut fort extraordinaire ; car la force physique et la force morale même, n'empêchent pas ces accidens, qui arrivent presque toujours dans les grandes opérations , quand elles intéressent le cordon spermatique, si surtout on fait l'amputation de ce cordon.

Cette force morale que montra dans sa cruelle position Charles Delacroix, lui mérita ce calme dont il jouit avant, pendant et après l'opération ; et les bons effets de ce calme sont incalculables. On peut attribuer encore à ce calme l'avantage précieux et rare de n'avoir pas senti un seul mouvement de fièvre pendant la durée du traitement, dont les périodes se sont succédées avec une rapidité surprenante.

La plaie fournit, pendant les premières vingt-quatre heures d'après l'opération, une grande quantité de lymphe rougeâtre, dont la nuance pâlit le second jour. Le troisième jour, elle étoit plus blanche encore, mais toujours très-abondante, portant avec elle cette odeur sanieuse et putrescente qu'on éprouve à la suite des grandes opérations, quand on retarde le changement d'appareil. Celui-ci fut changé le troisième jour, c'est-à-dire, deux ou trois jours plutôt que le temps que je laisse s'écouler après les opérations sur les organes de la génération. La présence de la matière qui sort de ces sortes de plaies dans les premiers jours, devient un excellent topique qu'il faut laisser sur la partie malade : elle favorise la nature dans le travail de la suppuration, et ce travail est de la première importance ; on ne doit le troubler que dans des cas de nécessité absolue, et pour des causes qui tournent ensuite à son plus grand avantage.

La théorie des pansemens a besoin d'être soumise à de nouvelles obser- vations ; la chirurgie moderne doit s'occuper encore beaucoup de ce point important. On n'a pas assez blâmé l'application de divers onguens ; ils sont, pour la plupart, au moins inu- tiles dans les grandes plaies, lorsque la suppuration est abondante. Dans celle-ci, nous n'avons employé que la charpie avec profusion.

Le manuel des opérations majeures, qui paroît d'abord très-difficile au jeune chirurgien, devient ensuite fort aisé pour celui qui peut réunir à la science de son art les qualités qu'il faut pour l'exercer. Mais il existe encore un autre art non moins intéressant après avoir opéré, c'est celui de conduire son malade à une guérison prochaine, en le mettant à l'abri des suites des opérations; et cet art, qui doit être une émanation du premier, ne peut s'acquérir que par l'expérience et la méditation.

La maladie de Charles Delacroix étant un des phénomènes les plus extraordinaires, il falloit prévenir les accidens fâcheux et quelquefois mortels ; comme les grandes inflammations, les escarres gangréneuses, les dépôts auxquels l'opération pouvoit donner lieu.

Je remplis cet objet en prescrivant une diète sévère les trois premiers jours, et en découvrant la plaie, dans cette circonstance, un peu plutôt que je n'avois fait dans aucune autre ; ensuite je remis en leur place quelques lambeaux qui s'en étoient écartés.

Le quinquina en décoction me servit avec avantage pour arriver à ce degré de bonne suppuration, après lequel on est sûr de guérir les plaies les plus considérables. J'en faisois des lotions deux fois par jour ; je l'em-

ployai même en poudre sur toute la
surface de la plaie pendant deux fois;
et les bons effets que j'en obtins sont
de nouveaux motifs de reconnoissance et d'éloges envers ceux qui,
comme le docteur Pringle et Lagar-
raye, en ont accrédité l'usage. J'avois
été tenté plusieurs fois de le donner
intérieurement pendant les premiers
jours de la maladie; mais je m'en dis-
pensai, ayant affaire à un tempérament vigoureux, que j'aurois pu
affoiblir si le quinquina étoit devenu
laxatif, comme il arrive souvent.

En effet, la suppuration qui s'établit de la meilleure espèce dès le cinquième jour, prouva que je n'avois
pas besoin de recourir aux stimulans
pour faciliter cette crise.

A cette époque, je supprimai la
moitié des ligatures; et je les aurois
supprimées en entier, si celles qui
restoient ne m'avoient offert des

obstacles difficiles à vaincre pour le moment.

Ces obstacles venoient de ce que le pédicule n'avoit pas encore assez suppuré dans tous ses points, pour diminuer de volume et laisser les ligatures sans effet ; mais ils cessèrent le dixième jour, par l'abondante suppuration de toute la plaie. Je pus alors supprimer en entier ces ligatures. Pour y réussir, je me servis d'un petit crochet d'argent arrondi par le bout : avec cette espèce d'érigne , que je dirigeai de bas en haut, je saisis les fils , je les séparai du pédicule , en tirant à moi légèrement; je les coupai ensuite avec des ciseaux courbes. Le même jour, je retranchai encore quelques petites portions des lèvres de la plaie qui avoisinoit le pédicule , et qui étant trop étendues et un peu endurcies , auroient formé quelque obstacle à la guérison. Depuis ce temps , la plaie fit des progrès vers la cicatrice, d'une manière très-prononcée. Le malade, qui se levoit au bout d'un mois, put se promener librement le quarantième jour, et sa cure fut parfaite le soixantième.

Comme le besoin des alimens s'exprime presque toujours par le désir du malade, on ne doit pas craindre d'en permettre à petite dose. Il n'existe alors ni fièvre, ni inflammation, mais une foiblesse qui vient des pertes inséparables des opérations de cette nature. On doit réparer ces pertes par degrés, et avec un ménagement extrême. C'est surtout dans les premiers momens qu'on doit redouter les digestions pénibles ; elles ne manqueroient pas de produire des accidens graves, tels que la fièvre, les congestions, les dépôts, etc.

Il seroit également fâcheux de laisser son malade souffrir par un besoin

26

réel des alimens ; il éprouveroit alors
des maux dans le sens inverse, tels
que la chaleur des entrailles, la fièvre
d'inanition, le marasme, etc. C'est
en consultant l'état du pouls qu'on
saura garder ce *medium difficile* dans
les grandes maladies chirurgicales,
comme dans les maladies internes.
Les pulsations, quand elles sont foibles et lentes, réclament les alimens
de facile digestion, tels que les bouil-
lons bien dégraissés, auxquels on peut
joindre ensuite un peu de crême de
riz, du riz même, de la semouille,
du vermicelle, ou autres alimens
semblables.

Charles Delacroix ne prit pour
toute nourriture, pendant les trois
premiers jours de l'opération, que de
l'eau sucrée, puis du bouillon bien
dégraissé, en commençant par la dose
que peut en contenir une moyenne
tasse à café. Il put, par gradation,

augmenter cette dose, quand nous vîmes qu'il seroit exempt de la fièvre de suppuration, c'est-à-dire, le cinquième jour. Ensuite il mangea une petite soupe au riz, puis deux et trois par jour, mais toujours en consultant les vrais besoins de son estomac.

On ne sauroit trop répéter qu'on doit prévenir les inconvéniens d'une trop forte nourriture ; et ces inconvéniens seront bien sentis, quand on se rappellera que Charles Delacroix n'avoit plus à nourrir cette production vraiment parasite, faite pour surprendre le naturaliste le plus éclairé, comme tous ceux qui, après en avoir vu l'histoire, voudront se rappeler son volume, ses formes et son poids.

Il faut donc, après des opérations de pareille espèce, éviter une nouvelle erreur de la nature, qui pourroit avoir lieu sur quelque autre partie, en ne donnant aux vaisseaux que les

26.

sucs nourriciers dont ils ont besoin.

Quelques personnes de l'art n'avoient pas craint de dire que Charles Delacroix auroit dû faire usage du cautère après une maladie semblable; mais le tempérament sain dont il jouissoit me fit une loi sévère de le dispenser de ce préservatif, qui me paroissoit au moins superflu.

Ce moyen de guérir a , comme beaucoup d'autres qu'on a trop vantés, plus d'inconvéniens que d'avantages ; aussi a-t-il besoin qu'on lui assigne des bornes, si l'on ne finit par le proscrire.

S'il existe des réformes dans les corps politiques, il doit en exister aussi dans les arts et dans les sciences. Ces réformes sont partout le produit du travail et de l'expérience; elles doivent rapprocher l'homme de son bonheur, de sa gloire.

Quand la philosophie moderne a

voulu combattre le préjugé , la prévention ou l'erreur, les charmes de la
vérité dont elle s'est parée , ont suffi
seuls à sa victoire.

L'opération dont il s'agit est un
garant certain de cette assertion.
Mes confrères les plus renommés ,
ainsi qu'une infinité d'autres non
moins estimables , la croyoient sans
ressource.

La prévention fit leur erreur , et
l'erreur cède à l'évidence.

J'aime à croire qu'ils verront un
jour avec plaisir que j'ai étendu la
sphère de notre art au-delà de leur
espérance , au lieu de céder à leur
opinion, qui tendoit à la rétrécir.

Si par malheur je trouvois parmi
ces confrères, de ces pyrrhoniens bizarres qui nient tout, qui déprécient
tout , qui calomnient tout, je dirois
que le bien s'établit toujours avec
peine.

Ainsi Ambroise Paré, l'un des hommes les plus chers à la France (59), ne vit parmi ses contemporains et ses disciples même, que les détracteurs de l'ingénieux moyen d'arrêter les hémorragies ; et ses préceptes sur la ligature des artères ne furent mis à profit que cent ans après lui.

Ainsi l'immortel Harvée éprouva, mais au profit de sa gloire, les sarcasmes et les noirceurs du plus grand nombre de ses confrères, quand, au milieu du siècle dernier, il eut publié la découverte de la circulation du sang, qui l'a fait arriver ensuite au temple de mémoire.

---

(59) Ambroise Paré, premier chirurgien de Charles IX, fut sauvé des massacres de ce roi fanatique, qui le cacha lui-même dans sa garde-robe. Cet homme célèbre étoit cher aux armées françaises ; sa présence, qui ranimoit le courage des combattans, sauva la ville de Metz, assiégée par une armée formidable d'Impériaux.

Ainsi, malgré mes succès multipliés dans la cure radicale de l'hydrocèle par la méthode que j'ai donnée au public en 1785, je n'ai vu que deux de mes élèves qui aient adopté mes préceptes sur ce point essentiel de la chirurgie. Il existe pourtant une infinité de procès-verbaux de cures obtenues dans les hôpitaux militaires, à Paris et dans les principales villes de France, sous les yeux des chirurgiens les plus éclairés, qui ont vu partout les traces de cette opération salutaire.

Celle que j'ai faite à Charles Delacroix doit donc, ainsi que les découvertes d'Harvée et de Paré, trouver sa place dans les fastes de la médecine française.

L'énormité de la tumeur, son ancienneté, sa complication, ses adhérences avec les organes les plus délicats, lui assignent un rang distingué parmi les phénomènes les plus curieux

qui aient encore existé dans les différens règnes de l'histoire naturelle.

Seul de mon opinion dans cette
métropole du monde, où comme au
temple d'Epidaure on vient en foule
de toutes les parties de l'univers im-
plorer les secours de l'art de guérir,
j'ai osé attaquer l'hydre de la prévention avec ce courage heureux que la
victoire se plaît à suivre.

L'entreprise étoit hardie, sans
doute; car une maladie, seule de son
espèce, dont le traitement n'a pu être
décrit encore, ne laissoit apercevoir
qu'un pronostic douteux. Mais une
expérience particulière dans les maladies qui affligent l'homme, sembloit
me présager un succès certain. Et
quand on verra, par la nature de la
tumeur, que celui qui en étoit affligé
ne pouvoit qu'attendre une mort prochaine, on me saura gré d'avoir
prouvé, en le conservant à la vie,

qu'il faut rarement désespérer des ressources de l'art ; et que , dirigé par la prudence , cet art divin (60) peut réparer les erreurs les plus affreuses de la nature (61).

---

(60) *Ars medica et divinitùs accepta est , et divinitùs exercetur. Nonne Raphaelem archangelum Hebræi volunt hujus artis opus exercuisse?* *Mittamus reliquos* , etc. Marsilii Ficini liber I.

(61) Il n'est point hors de propos que nous disions de Charles Delacroix qu'il a survécu environ onze ans à notre opération , en jouissant d'une santé parfaite à la Haye, à Marseille, à Bordeaux , où il a rempli des fonctions importantes, et qu'il est mort dans cette dernière ville, à l'âge de 70 ans, d'une fièvre ataxique bilieuse.

Combien peu d'administrateurs pénibles , sédentaires, arrivent à cet âge !

M. le sénateur Bougainville , que nous venons de perdre, et que nous regrettons bien sincèrement, a été plus heureux encore. Nous l'avions opéré en 1780 , et en survivant trente-un ans à une opération de laquelle on n'avoit point cru la possibilité , il s'est donné des successeurs , qui , marchant sur ses traces , se montrent tous

Observation sur la maladie de M.
Perier de Gurat, ancien Maire
d'Angoulême.

Les préparations anatomiques de la
peau, en nous montrant ses intimes
rapports avec nos organes, nous ap-
prennent comment cette partie essen-
tielle de l'homme est sujette à une
infinité de maladies.

Celles dont j'ai à parler, prennent
leur source dans les glandes sébacées,
ou dans les glandes miliaires si multipliées sous la peau, et surtout à cette
partie du visage que certains anatomistes ont nommé le chapiteau du
nez.

---

les jours plus dignes de porter un nom cher
aux amis des arts et des sciences. Voyez notre
Traité des maladies des hommes, page xiv de
l'Introduction.

Ces tumeurs commencent par une enflure à cette partie, laquelle, après avoir lentement soulevé la peau, forme, dans ses surfaces, plusieurs corps demi-sphériques.

Cette sorte d'éruption assez commune, et qu'on a dit, souvent à tort, être occasionnée par l'usage immodéré du vin, se borne, pour l'ordinaire, à une difformité dont on a vu jadis un exemple frappant dans M. Metra, nouvelliste des Tuileries.

Mais il n'en est pas de même, quand, par un événement rare, les principes de cette éruption première alimentent la maladie : ces corps grossissent ; ils forment bientôt des tumeurs distinctes qui s'organisent et prennent le caractère du sarcôme.

Les sucs dont elles s'abreuvent étant alors plus abondans, se convertissent en substances plus ou moins solides : leur volume, toujours croissant, gêne les fonctions vitales, et l'art seul peut remédier à ces dangereux écarts de la nature.

Tels ont été l'origine et le développement des sarcômes de M. Perier de Gurat, ancien maire de la ville d'Angoulême, âgé de 59 ans, homme frugal et jouissant d'une santé parfaite.

Ces tumeurs très-saillantes étoient élastiques, quoique compactes, et du poids d'environ deux livres. Elles occupoient la surface externe du nez; et se prolongeant, sans adhérence, sur le muscle buccinateur et sur le menton qu'elles cachoient en entier, elles fermoient hermétiquement les narines et la bouche.

Pour respirer et parler, M. Perier étoit obligé de pencher la tête en avant, et n'avoit d'autre point de vue que la terre. Pour manger et boire, il relevoit, mais toujours avec peine, des masses lourdes qui sembloient lui interdire l'usage des alimens et des boissons. Pour jouir des douceurs du sommeil, ou se procurer le calme heureux du repos qu'on trouve toujours si parfait dans une position horizontale, il fixoit à son bonnet de nuit une fronde avec laquelle il isolait, en le suspendant, un ennemi qui l'auroit étouffé sans cette précaution.

Cette affreuse maladie qui, en donnant un aspect hideux à M. Perier, l'obligeoit de se soustraire aux yeux même de ses amis, avoit commencé environ douze ans avant sa guérison.

Les progrès en avoient paru très-rapides pendant une détention de vingt-deux mois, dans la tour d'Angoulême, sous la tyrannie de Robespierre.

L'air de ce lieu très-resserré, les mauvais alimens dont on étoit nourri, et les idées sombres que donne la perspective d'une mort prochaine, avoient

concouru sans doute à cette végétation monstrueuse.

M. Robin l'aîné, chirurgien d'Angoulême, avoit voulu guérir, ou rendre moins dangereuses, ces tumeurs
qui, chaque jour, menaçoient le malade d'un carcinome ou d'une attaque
d'apoplexie.

Pour remplir ce louable objet, il
avoit employé la ligature ; mais la
douleur et l'inflammation , suites
ordinaires de ce foible moyen, lui
imposèrent bientôt l'obligation d'y
renoncer.

Consulté alors par lettre, je répondis que M. Perier feroit bien de se
rendre à Paris, où il vint en effet ; et
après avoir examiné les tumeurs avec
attention, je crus à l'urgente nécessité
de les détruire avec l'instrument tranchant.

La dissection nécessaire pour extirper ces sarcômes, mit à nu toute

la surface externe du nez, depuis sa racine, jusqu'à la membrane pituitaire qui s'unit à ses différens cartilages.

Cette précaution étoit indispensable. Les tumeurs occupoient au moins les cinq sixièmes de cette surface; et si j'avois laissé une seule partie de la peau partout boursouflée et parsemée des mêmes glandes qui avoient donné lieu à ces tumeurs extraordinaires, j'aurois eu la douleur peut-être de les voir se reproduire avec énergie.

Plusieurs artérioles fournies par l'artère labiale, par l'ophtalmique ou la sous-orbitaire, furent ouvertes dans cette dissection qui dura vingt-deux minutes; mais la compression momentanée avec les doigts d'un aide, et ensuite celle du pansement, s'opposèrent à de nouvelles hémorragies.

Quoique les parties intéressées fussent très-voisines de la dure-mère qui tapisse les fosses orbitaires; quoique

ces parties formassent elles-mêmes
une portion principale d'un organe
très-délicat par ses nerfs et par sa sym-
pathie avec les organes qui l'environ-
nent, il ne survint d'autre accident
que de légers mouvemens convulsifs
aux muscles de la face, pendant les
premières vingt-quatre heures.

Le premier appareil fut levé le lendemain de l'opération, à cause d'un
dérangement qu'il avoit éprouvé ; et
le même jour le malade eut la faculté
de se lever et d'écrire.

La suppuration s'établit sans fièvre,
le cinquième jour. La cure fut parfaite
le quarantième.

Mon extrême surprise à l'aspect
d'une maladie qui me parut une mons-
truosité, m'ayant fait désirer d'en
conserver l'image curieuse dans mon
cabinet, M. Boze, peintre avantageusement connu pour rendre la ressemblance, voulut bien la peindre,

le 15 brumaire an 7 , veille de l'opération.

Je fis ensuite graver cette figure
par M. Godefroi , graveur également
habile. Cette précaution m'a paru
très-utile au progrès de l'art de guérir , puisqu'elle multiplie , en faveur
des élèves de tous les pays , une
preuve mémorable de ses grandes
ressources.

A cette preuve bien extraordinaire,
j'ai ajouté , par ces mêmes moyens ,
celle de M. Perier de Gurat guéri ,
afin qu'on pût voir qu'après avoir
perdu pendant bien long-temps la
figure humaine, il a pu la retrouver
par une opération qu'aucun Auteur
n'avoit décrite encore.

27

RECAPITULATION.

De toutes les Observations précédentes, aucune ne peut être étrangère aux matières que nous voulions traiter. En parlant des grands avantages du cautère actuel, nous voulions rétablir ce puissant remède, et lui assigner la place qu'il doit avoir : nous croyons avoir rempli nos vœux à cet égard.

Si nous avons dit qu'il mérite la préférence sur le cautère potentiel, nous devons dire aussi, par la même raison, que ce dernier a produit à son tour des guérisons remarquables, grâce à la chimie qui nous a rendu profitable et facile l'application de ce remède.

Quant à l'abus qu'on fait du cautère habituel, nous aurions pu multiplier nos observations sur cette matière. Nous en aurions fait autant

relativement aux exemples sur le danger, l'inutilité ou l'abus de la saignée,
des sangsues, et des exutoires en
général. D'un autre côté, les effets
miraculeux de ces différens remèdes
employés dans les momens opportuns, se reproduisent tous les jours,
par la raison que le bien et le mal
viennent souvent de la même source.

Si l'on trouvoit que les Observations de madame de St.-Sauveur, de
mademoiselle Couppery, de M. Charles Delacroix, de M. Perier de Gurat,
ne sont point assez liées aux objets
principaux dont nous avons traité,
nous dirions que la cautérisation de
la pierre infernale, ou celle du nitrate
de mercure, nous ayant été bien utiles pour la cicatrisation parfaite que
nous avons obtenue dans ces maladies, nous avons cru devoir les placer
dans un ouvrage également destiné à
faire valoir les droits des remèdes

27.

cautérisans qui sont des différentes émanations du feu même. Nous dirions aussi qu'il importoit de publier ces Observations, dont chacune offre une histoire intéressante et peu commune. D'ailleurs nous avons prouvé, par ces observations même, l'inutilité des exutoires auxquels nous n'avons soumis aucun de nos opérés après la guérison des maladies les plus redoutables, maladies qu'on ne manquoit pas d'attribuer, jadis, aux humeurs viciées.

Il étoit également nécessaire de dire que plusieurs individus opérés par nous, avoient été soumis avant ces opérations à l'usage du cautère habituel, tantôt par suite d'empirisme, tantôt dans la vue de les délivrer de ces maladies même, ou d'en arrêter les progrès, et d'autres fois pour les préserver d'autres maladies dont on les avoit menacés.

A l'exemple frappant qu'on a vu d'un cautère habituel qui n'a point empêché l'érysipèle gangréneux de M. Liotier, notaire à Orange (62), nous pourrions en ajouter beaucoup d'autres que le plan de cet Ouvrage ne peut nous permettre. Il est pourtant un de ces exemples dont les détails méritent d'être connus.

Observation.

M. Pelissier, ancien garde du Roi, au service de France, greffier au Tribunal d'Orange, âgé de 57 ans, et de chétive constitution quoique d'une taille élevée, étoit attaqué d'une hydrocèle, accompagnée d'éruptions dartreuses dans plusieurs parties du corps, maladies pour lesquelles on avoit cru devoir l'assujettir depuis

(62) Voyez la page 292 et suiv.

long-temps au cautère habituel.

M. Pelissier, opéré ensuite par notre méthode, fut guéri dans un mois. Le même jour de son opération, son cautère habituel fut supprimé. Depuis sa délivrance de son hydrocèle et de son cautère, son tempérament s'est amélioré d'une manière remarquable : il jouit depuis plus de dix ans de la santé la plus parfaite ; et son éruption dartreuse, provenant sans doute de l'absorption des eaux épanchées dans le scrotum, a disparu entièrement. Nous dirons encore de M. Pelissier, qu'ayant cherché parmi les membres d'une école célèbre de médecine, les secours que ses dartres, son hydrocèle et son état de foiblesse réclamoient également, on l'avoit jugé trop malade pour pouvoir supporter dans ce moment aucune opération majeure. MM. Icard, Richier, Menard et Duga nous ont assisté dans cette opération faite à Orange, le 28 mai 1801, peu de temps après notre arrivée de l'armée des Grisons (63).

Nous avons dit, page 68, que la chaleur qu'on peut réunir aux étoffes et aux linges, ainsi que celle qu'on produit par l'image du feu, doivent être classées dans la famille des cautères plus ou moins excitans. Nous y comprendrons aussi les lavemens âcres et les fumigations qui ont si souvent rappelé à la vie les noyés, les asphyxiés, les apoplectiques. Les alkalis-volatils qu'on porte avec succès sur la membrane pituitaire, les teintures des mouches cantharides, et autres semblables, feront également partie des moyens que nous devons préconiser;

_____

(63) Voyez l'Observation de M. Pelissier, imprimée dans notre *Parallèle de différentes méthodes de guérir l'Hydrocèle*, imprimé chez Niel, à Avignon, année 1802.

et quelque peu de ressemblance qu'on puisse apercevoir entre ces divers remèdes, il est pourtant vrai qu'ils ont une propriété commune qu'ils empruntent du calorique.

Nous dirons aussi que la chaleur, soutenue entre le 30ᵉ et le 40ᵉ degré du thermomètre de M. de Réaumur, doit appartenir au feu, puisque ses effets sont réellement excitans, et que d'après les expériences de M. de Sauvages, elle augmente la fluidité du sang et celle de toutes les liqueurs animales.

Les deux Observations suivantes, qui me sont propres, et qu'un savant contemporain (64) avoit inséré dans la gazette de Santé, lorsqu'il rédigeoit cet intéressant journal, viennent à l'appui des expériences de M. de Sauvages.

(64) M. Pinel.

Observation.

Si la chaleur est le principe de la vie ; si elle préside à la conservation des êtres animés , on peut conclure que tout ce qui tend à rétablir la chaleur qui seroit perdue ou affoiblie , doit être regardé comme un présent du ciel.

Je fus appelé pour madame d'Aucourt , âgée de 60 ans , malade en son hôtel , rue Vivienne , à Paris , d'une fièvre qu'on disoit catarrale , le 12 février 1788 , à sept heures du soir , et le septième jour de sa maladie.

Je la trouvai sans connoissance , avec le pouls intercadent et misérable, la langue noire, les lèvres bronzées, les yeux ternes, la tête penchée sur l'épaule, la peau livide sur toute l'habitude du corps, la sueur froide , le ventre très-élevé , les intestins et la vessie dans un état de paralysie qui s'opposoit à toute espèce d'évacuation, les pieds froids ; en un mot, madame d'Aucourt, agonisante, n'étoit plus qu'un sujet de pleurs pour tous ceux qui l'entouroient.

Je ne chercherai point à déterminer le vrai caractère de cette maladie, n'ayant connu que ses effets dont je viens de peindre le fidèle tableau. Je dois dire pourtant qu'on avoit tenté les moyens d'usage, c'est-à-dire, la saignée, les évacuans, les vésicatoires, le kermès ; et qu'on regardoit comme mortels les accidens que j'avois à combattre.

Le ventre étoit inutilement opprimé, depuis plusieurs jours, de fomentations, et surtout d'un topique fait avec de la farine et du lait, que je fis enlever à l'instant, parce qu'il étoit refroidi comme le reste du corps. Je remplaçai de suite ce topique par des serviettes les plus chaudes qu'on pût avoir ; et quoique la malade ne pût avaler qu'à la faveur d'une cuiller à bouche, je lui fis prendre en même temps les meilleurs cordiaux possibles, et la dose la plus forte qu'on pût en placer dans un estomac encore plein de boissons et autres remèdes insipides. Le vin de Rota surtout occupa la première place parmi ces remèdes.

MM. Cosnier et Duchanoi, médecins ordinaires, arrivèrent chez madame d'Aucourt quelques momens après moi. Le pronostic qu'ils avoient fait le matin, fut confirmé le soir.

La malade n'avoit pas deux heures d'existence. Il fut pourtant décidé que l'on continueroit les échauffans, les cordiaux, et que l'on ajouteroit à ces remèdes un clystère fait avec le vin émétique. Ces différens moyens furent administrés avec beaucoup d'exactitude , et leur succès fut prompt et sensible. On vint m'éveiller à deux heures du matin pour m'en avertir, c'est-à-dire , sept heures après les secours que j'avois indiqués.

Madame d'Aucourt, auprès de laquelle j'avois passé deux ou trois heures , m'aperçut pour la première fois, et me remercia de mes soins dont elle avoit été avertie. Son pouls étoit remonté, sa peau avoit repris la chaleur naturelle , sa parole étoit libre , les urines couloient, le ventre étoit souple à la suite de plusieurs évacuations , et la famille de madame d'Aucourt eut alors quelque espoir de guérison.

Il est certain que les caloriques de toute espèce produisirent les effets désirés dans cette circonstance , et que ce régime disposa la malade aux autres moyens auxquels elle dut ensuite son parfait rétablissement.

J'avois été appelé près d'elle comme médecin extraordinaire, et l'histoire de sa résurrection, qui fit la nouvelle du jour, m'auroit été bien profitable, si je n'avois été particulièrement dévoué à la médecine opératoire, quoique attaché alors à M. le comte d'Artois comme médecin consultant.

Observation.

Le 2 janvier 1789, à dix heures du matin, environ un an après la maladie de madame d'Aucourt, on me fit appeler pour voir madame de Lagarde, son amie et sa contemporaine. Habituée à n'avoir jamais du feu dans sa chambre, et ayant pris, comme à son ordinaire, du chocolat au lait d'amande, Madame de Lagarde éprouva, d'abord après son déjeûné, une douleur vive aux entrailles et une oppression qui la laissèrent sans connoissance pendant plus d'une heure.

Elle avoit le corps froid, les mâchoires serrées sans convulsion, le visage décomposé, le pouls misérable, et tout sembloit prouver que cette femme, très-chère à sa famille, venoit d'être frappée de la foudre.

Je la fis porter de suite dans un appartement chaud, et l'application très-active des serviettes chaudes sur tout le corps, jointe à quelques tasses d'eau émétisée, opérèrent chez madame de Lagarde les effets les plus heureux. Elle vomit une partie de son chocolat qui n'avoit pu franchir l'orifice inférieur de l'estomac, et avec quelques légers remèdes qu'elle prit ensuite par le conseil de M. Menuret, son médecin ordinaire, qui fut appelé dans le même temps que moi, madame de Lagarde fut guérie, et promit bien de faire du feu dans sa chambre, et de ne plus déjeûner avec du chocolat au lait d'amande.

Ces dernières observations, dans lesquelles on a vu la chaleur artificielle produire des effets heureux, doivent rappeler la théorie de M. Faure sur les grandes propriétés du charbon ardent présenté à la surface de certaines plaies, et de plusieurs autres maladies du ressort de la chirurgie.

Je dois dire, à cette occasion, que son procédé m'a servi avec avantage dans plusieurs panaris de mauvaise espèce, contre lesquels j'ai employé, dans le même temps, le bain le plus chaud et le plus long que puisse supporter la partie malade. Le charbon et le bain ont concouru ensemble à guérir ces sortes de panaris, sans recourir à ces incisions qu'on est forcé à faire quelquefois sur la gaîne des tendons fléchisseurs, d'autres fois sur le périoste; opérations des plus douloureuses qu'on puisse éprouver.

Il est donc bien naturel d'attribuer ces succès au feu, avec M. Faure qui en a obtenu beaucoup d'autres en ce genre; succès que l'Académie royale de Chirurgie a publiés à l'honneur de cet habile praticien que la ville d'Avignon a regretté, ainsi que les pauvres de cette ville qui ont été long-temps le seul objet de sa tendre sollicitude.

Toujours animé du même zèle relativement aux grands avantages qu'on peut retirer du feu, je ne puis passer sous silence le caustique de Rousselot, dont plusieurs chirurgiens distingués, tels que MM. Sabatier, Alibert, Richerand, ont éprouvé l'efficacité dans des maladies graves; et je dois dire, à cette occasion, que les caustiques sont applicables par ceux des médecins qui, avec les connoissances de ces remèdes, en feront l'emploi dicté par la science et la sagesse.

On a vu que tout en m'élevant contre les escarotiques, j'ai employé le sublimé corrosif à petite dose dans la maladie de M. de Guillaumont, et que ce remède m'a servi avec avantage (65).

Mais après avoir parlé de ces différens moyens qui appartiennent au feu, nous devons revenir encore à son action douloureuse, qu'on a regardée comme la cause principale de l'abandon dans lequel il est resté.

On a vu, page 317, que M. Darras s'est appliqué lui-même le cautère actuel dans plusieurs endroits du genou, sans redouter la douleur. On a également observé, page 308, que Claude Verger avoit été honteux d'avoir voulu qu'on fixât son pied à

---

(65) Voyez l'Observation, page 106.

l'enclume de son ami Sollier, pendant qu'on lui faisoit la même opération. Ces faits sont constatés. Les sujets de ces deux Observations existent et ne veulent tromper personne.

Il est également certain que la douleur du feu est légère, et que pour supporter semblable opération on n'a pas besoin d'invoquer ce stoïcisme à la faveur duquel on a cru voir tant de merveilles. Et si l'oracle de la Grèce n'avoit pas trouvé ce remède bien supportable de la part de ses malades, il ne l'auroit pas employé si souvent.

Partout Hippocrate poursuivoit, avec le cautère actuel, les douleurs pour lesquelles on le consultoit. La tête malade, les dents même qui n'étoient point chancelantes, étoient guéries par ce moyen.

Comme Hippocrate, Severin a fait avec le feu des cures admirables. Les ulcères malins , les chancres à la joue, au nez, au fond de la gorge, réputés incurables par les médecins de son temps , cédoient comme par miracle à l'application du feu. Les bubons pestilentiels , les fistules , les exostoses , les tuberosités aux os ne résistoient point à ce remède qu'il appeloit *herculien ;* et ses malades se prêtoient facilement à ses opéra- tions.

Le savant Glandorp pénétré, comme d'une vérité frappante, que le cautère actuel n'est pas aussi douloureux qu'on l'a cru, dit, avec beaucoup de raison , qu'il fait plus de peur que de mal. *Actuale cauterium majorem metum quam dolorem incutit* (66). Et s'il s'exprime de cette manière , c'est après avoir éprouvé sur sa personne

---

(66) *Glandorp , de fonticulorum et setonum ,* 1633.

28.

même la différence qui existe entre
la douleur produite par le cautère
actuel et celle qui suit l'application
des caustiques ; différence qui lui a
fait dire ensuite qu'il supporteroit
plus volontiers six applications du
feu , qu'une seule application des
caustiques.

C'est donc par une erreur de calcul
qu'on donne à ces derniers une préférence bien déterminée. En effet, les
douleurs causées par les caustiques
sont toujours de longue durée ; et le
malade sur lequel ils sont appliqués ,
au moment même qu'il les éprouve ,
n'est déjà plus maître de s'y soustraire pour les momens à venir. Disons encore que ces douleurs croissent ; qu'elles deviennent terribles
même , sans qu'il soit possible de
changer cette situation fâcheuse du
malade, qui, s'il avoit été soumis
à l'action du feu , n'auroit eu de

véritable douleur que dans le court moment de l'application. Il est démontré d'ailleurs, par des expériences certaines, que la douleur cesse au moment que l'action de brûler est achevée.

Toujours pénétré des véritables principes de bienfaisance ; toujours impitoyable, mais jamais cruel (67), Hippocrate appliquoit ces mêmes principes sur des malades dont le sort occupoit sa tendre sollicitude : et s'il est vrai qu'il ait porté un peu trop loin l'usage du feu, ses contemporains ont été bien loin de s'en plaindre.

La guérison des animaux domestiques faisoit également partie de ses

_____

(67) Il y a de l'inhumanité à ne point faire usage des secours de l'art; et l'on pourroit bien être cruel par une pitié pusillanime. Pinel, page 354 de l'Encyclopédie méthodique.

occupations. C'étoit à la faveur de ces êtres animés et précieux pour l'homme, qu'il avoit pu réitérer des épreuves que l'analogie rendoit profitables à la médecine humaine ; et l'on peut dire à cet égard que l'hippiatrique lui doit autant que la chirurgie.

Propriétaire d'un assez grand nombre de chevaux, en raison d'une exploitation agricole assez considérable, j'ai eu moi-même un intérêt plus particulier d'observer ce qui se passe sur ces animaux, pour la plupart très-sensibles, que j'ai soumis à l'action du feu ; et j'ai pu conclure, 1.º que la douleur résultante du feu n'est pas une douleur majeure, comme on l'a prétendu ; 2.º que cette douleur n'est presque pas sentie, quand elle pèse sur la fibre musculaire après l'ustion des tégumens ; 3.º qu'elle cesse complétement quand l'action de brûler est finie ou même suspendue ; 4.º enfin,

que cette opération du feu est, com-
parativement aux autres, la plus
courte et la moins grave de toutes.

En effet, le cheval soumis au feu,
n'annonce pas, dans ses attitudes du
moment, que les douleurs soient in-
supportables ; et si la prudence veut
que l'artiste vétérinaire l'abatte ou
qu'il le tienne immobile pour accomplir son opération avec le fer rouge,
on voit presque toujours cet animal
se livrer, peu de temps après, à l'usage
des alimens avec le même appétit, et
sans avoir perdu une sorte de contenance, qui, chez les animaux comme
chez l'homme, annonce un état
tranquille, image de la santé, ou du
moins de l'absence de la douleur.

Si l'on examine encore le cheval
dans les orages qu'il éprouve à la suite
du feu, c'est-à-dire, avant et après la
chute des différentes escarres qui en
résultent, on peut se convaincre que

la fiévre se borne d'ordinaire à la partie brûlée, et qu'alors les fonctions de ces parties et toutes les autres s'exécutent avec la liberté la plus complète.

Ce qu'Hippocrate nous dit des femmes Sauromates qui se brûloient *elles-mêmes* une mamelle pour acquérir la force et l'adresse du bras du même côté, est encore une nouvelle preuve que la douleur du feu est facile à supporter (68).

Kœmpfer nous assure, à son tour, avoir vu cent fois en Asie, des enfans livrés à la brûlure du moxa, brûlure plus douloureuse que celle du fer, sans qu'ils aient témoigné le moindre sentiment de douleur (69).

Un autre historien classique nous dit du criminel Philotas, qu'on brûloit d'un côté et qu'on flagelloit de

(68) *Hippocrates*, *de Aere et Locis*.
(69) *Kœmpfer*, *pag.* 592, *de Amenit. exoti.*

de l'autre, pour lui faire déclarer ses complices, qu'il fut assez maître de lui-même pour ne laisser échapper aucune plainte. Mais s'il garda le plus profond silence dans cette torture, que ses juges avoient cru être la plus douloureuse, il n'en fut pas de même lorsque à son corps couvert de plaies on ajouta de nouvelles flagellations; alors il promit de tout avouer, si l'on cessoit de le tourmenter (70).

Si nous consultons Celse sur la douleur, à l'occasion du cautère actuel appliqué sur l'antrax, il dit que cette opération faite dans le premier temps de la maladie, est la meilleure, la moins grave et la moins douloureuse (71).

---

(70) *Quint. Curt. lib.* 6, *cap.* 2.

(71) *Nihil melius est quam protinus adurere; neque id grave est, nam non sentit.* Celsus de Carbunculo, cap. 28, p. 316.

Celse appliquoit le feu sur les veines des tempes, dans les ophtalmies
séreuses; et les empiriques grecs le
plaçoient aux mains et aux pieds ,
pour guérir les épilepsies.

Ces dernières applications du feu
sur des parties tendineuses et aponévrotiques, quoiqu'elles ne soient pas
sans reproche , prouvent pourtant
que la routine des Grecs et les principes du médecin de Rome s'accor-
doient sur l'efficacité d'un moyen qui
n'éprouvoit aucun refus de la part de
ceux auxquels on le jugeoit nécessaire,
par cela même que la douleur en étoit
peu sentie.

Inspiré par ce dernier auteur justement surnommé l'*Hippocrate latin,*
M. Pinel croit que la phthisie pourroit céder à l'application de plusieurs
cautères ; et cette opinion du savant
médecin , auquel nous payons volontiers le tribut de notre estime , est le

fruit de ses longues études, de ses profondes méditations dans une science qu'il honore depuis longues années.

« La phthisie n'est une maladie si
» fréquente, que parce que le pou-
» mon est un viscère très-spongieux,
» dont les fibres ont peu de ressort,
» et sur lequel les fluxions des hu-
» meurs acrimonieuses se font très-
» aisément. Si l'on veut détourner
» cette humeur, et qu'on ne le fasse
» qu'en partie, on procurera quelque
» soulagement, et on retardera l'épo-
» que de la mort. Mais si on avoit le
» courage de multiplier à temps les
» sources de la dérivation de l'hu-
» meur, on éprouveroit probable-
» ment des succès marqués dans cette
» pratique. Les malades ne s'y refu-
» seroient pas, si l'on pouvoit leur
» promettre, avec quelque certitude,

» les avantages qui peuvent en ré-
» sulter. » (72)

Aétius, après avoir conseillé la cautérisation dans la paralysie, la recommande, avec Archigènes, dans les tubercules aux poumons, dans les vomiques qui se renouvellent (73).

Au rapport de l'abbé de Marsy (74), les Indiens du Bengale guérissent le *mordechin*, colique particulière à ces contrées, en appliquant le fer brûlant à la plante des pieds. Le *sonipat*, genre de léthargie, est traité par le même moyen, ou par le poivre pilé et bouilli dans le vinaigre qu'on insinue dans les yeux.

---

(72) Voyez Pinel, dans l'Encyclopédie méthodique.

(73) *Quod si sæpè puris collectio contingat, securius est crustas per cauteria inurere.* Aetii, serm. 2, cap. 28.

(74) Tome 3, page 243 de l'Histoire de l'Inde.

Ce dernier fait historique, confirmé par tous ceux qui ont séjourné dans ces pays lointains, prouveroit au moins que l'application du feu, quant à la douleur, seroit plus aisée à supporter que la maladie qu'on veut guérir par ce moyen.

On sait aussi que la cautérisation du moxa, que nous avons dit être plus longue et plus douloureuse que celle du fer rouge, a eu en France des partisans distingués, et qu'elle jouit toujours en Asie d'une grande vogue, non-seulement comme excellent remède, mais encore comme préservatif d'un grand nombre de maladies.

Sous ce dernier rapport, il est permis aux criminels condamnés à une détention perpétuelle, de sortir momentanément de leur prison pour aller jouir de ce foible moyen de consolation, par lequel ils croient se soustraire aux différens maux que l'on contracte si facilement dans ces asiles du malheur. Et si l'on doit tirer quelque induction de cette coutume asiatique, elle est bien en faveur de la cautérisation, qui seroit plutôt un mal réel qu'un préservatif certain, si elle procuroit une grande douleur.

Nous savons de Paul d'Egine, que, familier avec le fer rouge, il l'introduisoit jusques dans la poitrine, pour donner une issue facile à la matière purulente épanchée dans cette cavité : et l'on voit bien que cette manière d'opérer l'empyème est préférable à celle du fer tranchant, dont il faut entretenir la division par des canules incommodes.

Tous ceux qui ont pris quelque intérêt à l'histoire du cautère actuel, connoissent la belle guérison du malade de Fabrice d'Aquapendente, par l'application de cinq à six cautères actuels de différentes formes sur un genou très-dur et très-gonflé qu'on avoit essayé de guérir par beaucoup d'autres remèdes.

Albucasis nous a donné l'observation d'un polype sanieux et suppurant qui se reproduisoit toujours, et dont la guérison s'est enfin accomplie au moyen du cautère actuel placé dans l'intérieur du nez.

Cette même opération d'Albucasis, Scultet dit l'avoir faite avec satisfaction dans sa jeunesse, sur un ozène avec carie aux os du nez, pendant une maladie de Spigélius son maître. Il l'a répétée ensuite avec le même succès, et toujours à la faveur d'une canule percée, avec laquelle il dirigeoit son fer sur le siége de la maladie.

Un des préceptes de Celse, dont nous croyons devoir faire mention, prouveroit encore que le cautère actuel n'est pas aussi douloureux qu'on l'a cru. Cet auteur sublime, toujours enflammé de ce zèle qui suit partout le savant médecin, l'opérateur intrépide *(immisericors)*, auquel une maladie incurable fait horreur, ou qui, pour mieux dire, ne la conçoit qu'après une impossibilité de guérison absolue, veut que dans le dernier degré de marasme, de consomption, on établisse, avec le fer brûlant, des plaies au menton, sur la poitrine, aux épaules ; et quoique d'après ce précepte même on ait pu dire de Celse, qu'il a peut-être porté trop loin l'usage du cautère actuel, il est pourtant vrai que guérir par un procédé, quoique douloureux, une maladie qui eût été mortelle, seroit une action très-méritoire.

Par tout ce que nous avons recueilli sur l'histoire du cautère actuel, on a vu que depuis l'hydre d'Hercule jusqu'à nous, les autorités les plus imposantes, les écoles les plus célèbres ont reconnu dans ce remède une supériorité absolue sur tous les autres. Cependant il est toujours banni de la pratique des hôpitaux ; et M. Pinel dit, avec raison, qu'on ne trouve pas même des fers à cautériser dans les arsenaux des jeunes chirurgiens.

Aussi la Société royale de Médecine de Paris, voyant avec peine, en 1783, que personne n'employoit le feu, même contre la morsure des animaux enragés, décerna un prix à M. le Roux, pour avoir démontré les avantages du beurre d'antimoine dans ces solutions de continuité dont il est si urgent de prévenir les suites désastreuses.

Il auroit mieux valu sans doute que M. le Roux eût, dans ce temps, dirigé ses expériences vers la réhabilitation du feu, dont les grands avantages n'ont jamais été contestés et surtout dans ces sortes d'accidens. Mais toujours est-il vrai que M. le Roux a eu de bonnes vues dans le travail qu'il a fait à cette occasion. Il connoissoit l'état de délaissement dans lequel se trouvoit alors le cautère actuel; il a voulu le remplacer par un autre remède qui, quoique moins efficace, a pourtant rempli son objet : et c'est en le remerciant au nom de l'humanité entière, que nous aimons à insérer dans notre Ouvrage sa manière de cautériser avec un caustique qui est une dérivation du feu, les plaies infectées d'un venin mortifère.

M. le Roux applique sur la morsure de l'animal enragé, ou sur la piqûre du reptile vénimeux, le beurre d'antimoine qu'il enveloppe d'un emplâtre vésicatoire. Après la chute de la première escarre, qu'il tâche d'accélérer, il en renouvelle d'autres jusqu'au quarantième jour, époque à laquelle il n'a plus d'inquiétude pour le malade.

Qui pourroit disconvenir qu'une solide application du feu qui s'éten-droit plus loin que la blessure faite par l'animal, seroit préférable à tous les caustiques ? Et qui oseroit nous dire que ces derniers remèdes soient d'une application plus facile et moins douloureuse que le cautère actuel ?

Les expériences qui ont été faites par nous dans les maladies dont on a vu l'histoire fidèle, nous font espérer qu'un remède que nous avons dû célébrer avec tous ceux qui, comme nous, en ont voulu étendre l'usage, jouira bientôt des droits qui sont désormais incontestables.

A l'exemple de Glandorp, de M. Darras, des femmes Sauromates, et sans emprunter le courage de Scévola, nous avons voulu connoître, par nos propres organes, la douleur que produit le cautère actuel ; et nous l'aurions appliqué nous-mêmes sur une de nos parties musculeuses , si nous n'avions pas eu une raison plausible de réclamer cette application sur une petite tumeur de naissance au dos , dont le volume pouvoit se comparer à celui d'une petite noisette, et qui étoit au moment d'une décomposition dont il est difficile de prévoir les suites (75).

---

(75) Un principe de philantropie qui ne s'éteindra jamais , nous force à dire ici qu'une simple pustule dégénérée , qu'on auroit pu guérir par la plus légère application du cautère actuel , tombé en désuétude dans notre ville comme partout , a causé depuis peu la mort d'un père de famille distingué , dans le plus bel âge de la vie. L'humanité , révoltée de ces sortes d'événemens , réclame à grand cris la réhabilitation de ce puissant remède.

Observation.

Le 8 septembre 1811, après avoir
fait l'amputation d'une jambe à M.
Landoi, officier invalide honoraire,
je priai MM. Pontanier et Charpi,
mes collaborateurs, de venir chez
moi pour m'appliquer le cautère actuel sur une partie à laquelle je ne
pouvois atteindre.

Mon fauteuil situé dans un jour
favorable, je m'y plaçai, pendant
qu'on chauffoit un fer nummulaire.
Je priai M. Pontanier de me brûler
assez avant pour que l'escarre entraî-
nât, dans sa chute, la tumeur qu'il
falloit détruire.

Mon intention fut remplie en six
secondes. J'avois à la main alors une
épreuve de mon Ouvrage à corriger;
j'en lisois tout haut un paragraphe au
hasard, quand je vis sortir au-dessus

de mes épaules une épaisse fumée qui m'avertit que la cautérisation étoit achevée.

La tumeur, de l'espèce des tannes, étoit placée entre l'apophyse épineuse des vertèbres dorsales, et l'angle inférieur de l'omoplate. Le cautère avoit pesé assez sur la partie, pour qu'on pût y remarquer une dépression d'environ trois lignes de profondeur. Le muscle aponévrotico - tendineux fut brûlé dans sa superficie ; les tégumens et le tissu cellulaire furent calcinés, et formèrent une escarre qui se détacha spontanément le 28e jour de la brûlure.

On voit au milieu de cette escarre une partie saillante et ronde de la tumeur, qui plus épaisse et plus dense que les tégumens, n'a point été consumée. Elle a dû être seulement comprimée dans le corps du muscle, par le poids du fer au moment de l'ustion ; et confondue ensuite avec les tégumens , elle a fait partie de cette escarre.

J'avois placé un bandage de corps, soutenu par un scapulaire, pour conserver sur la plaie un petit plumaceau ; mais cet appareil s'est trouvé superflu.

Au lieu de suppuration , je n'ai éprouvé qu'un léger suintement par les bords de la plaie , qui a duré pendant environ un mois. Il s'est formé ensuite un petit réseau transparent, qui est également tombé au bout de quatre semaines ; et dans moins de deux mois la partie brûlée s'est trouvée unie comme le reste de la peau.

Je puis dire avec franchise que les approches de cette cautérisation ne m'avoient point étonné ; je dirai aussi que la douleur résultante , qu'on a tort de craindre, peut se comparer à

celle que feroit la forte piqûre d'une
mouche à la jambe ; et qu'avec le
sang-froid que tout être pensant doit
avoir dans ces circonstances où le
besoin du cautère actuel se trouve démontré, rien n'est plus facile à supporter qu'une brûlure de courte durée, et dont l'agent, comme la
flèche d'Achille, porte avec lui un
baume salutaire :

Unâ eademque manu, vulnus opemque feret.

FIN.

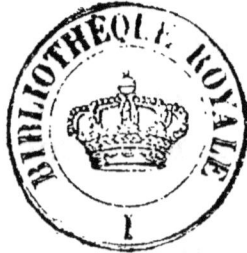

E.E.E.E. *Fac intérieure de la tumeur.*
F.F.F. *Cordons spermatiques dont le diamètre est de trois pouces.*
G.G. *Echancrure résultante des coupes faites sur la tumeur.*
H.H. *Portion glanduleuse de la tumeur augmentée.*

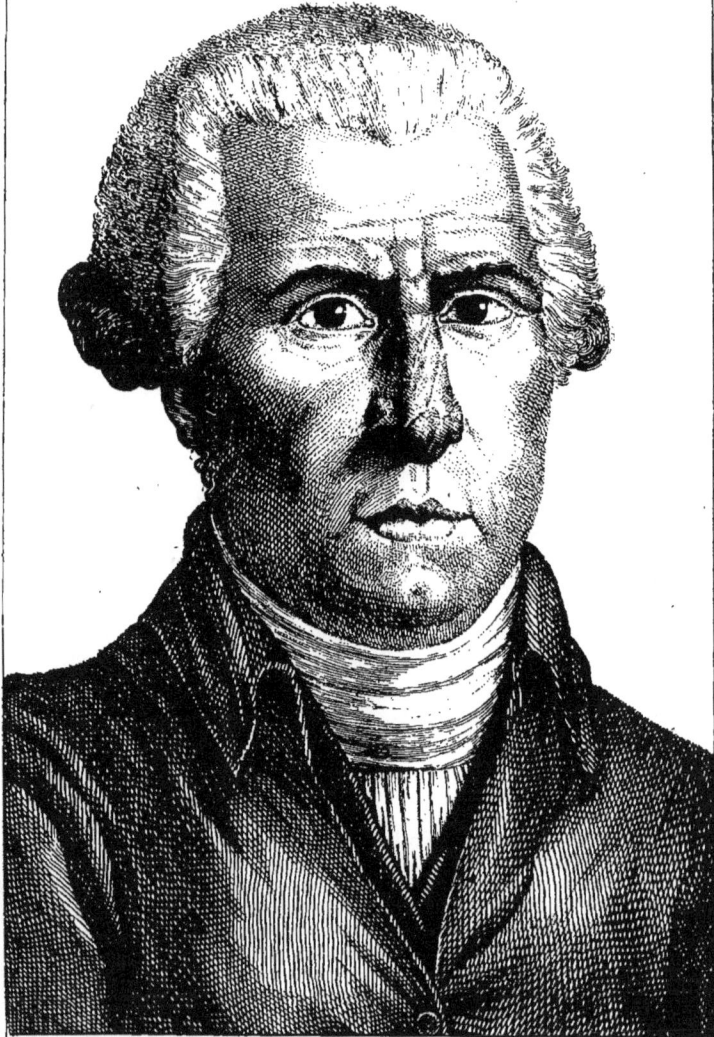

Le Cit. Perier Gurat, tel qu'il est depuis le 1er. Nivose an 7. gueri de sa cruelle maladie par l'opération du Cit. Imbert Delonnes, officier de santé supérieur des armées.

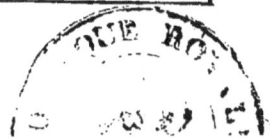

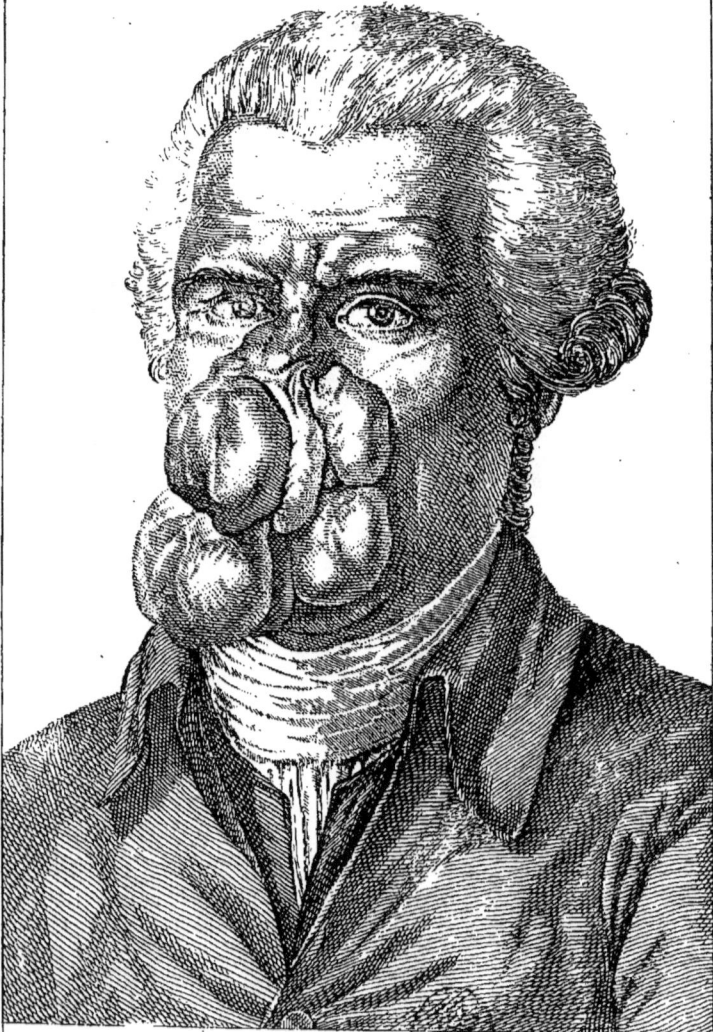

Le Cit. Perier Curat ancien maire d'angouleme agé
de 58 ans péint par le Cit. Boze, tel qu'il etait le 15 Brum.
an 7. operé sans aucune espece d'accident le 16 du même mois.

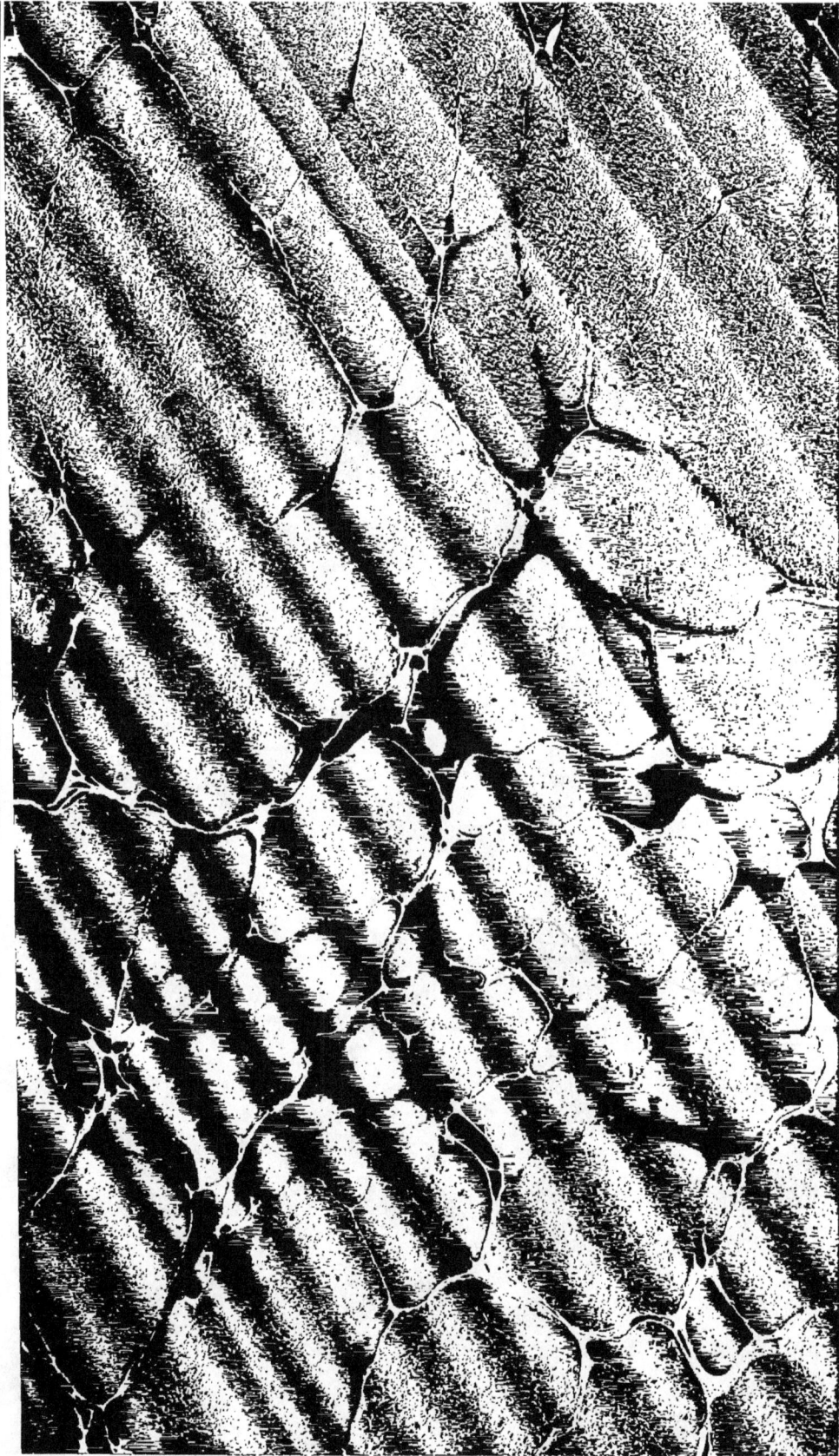

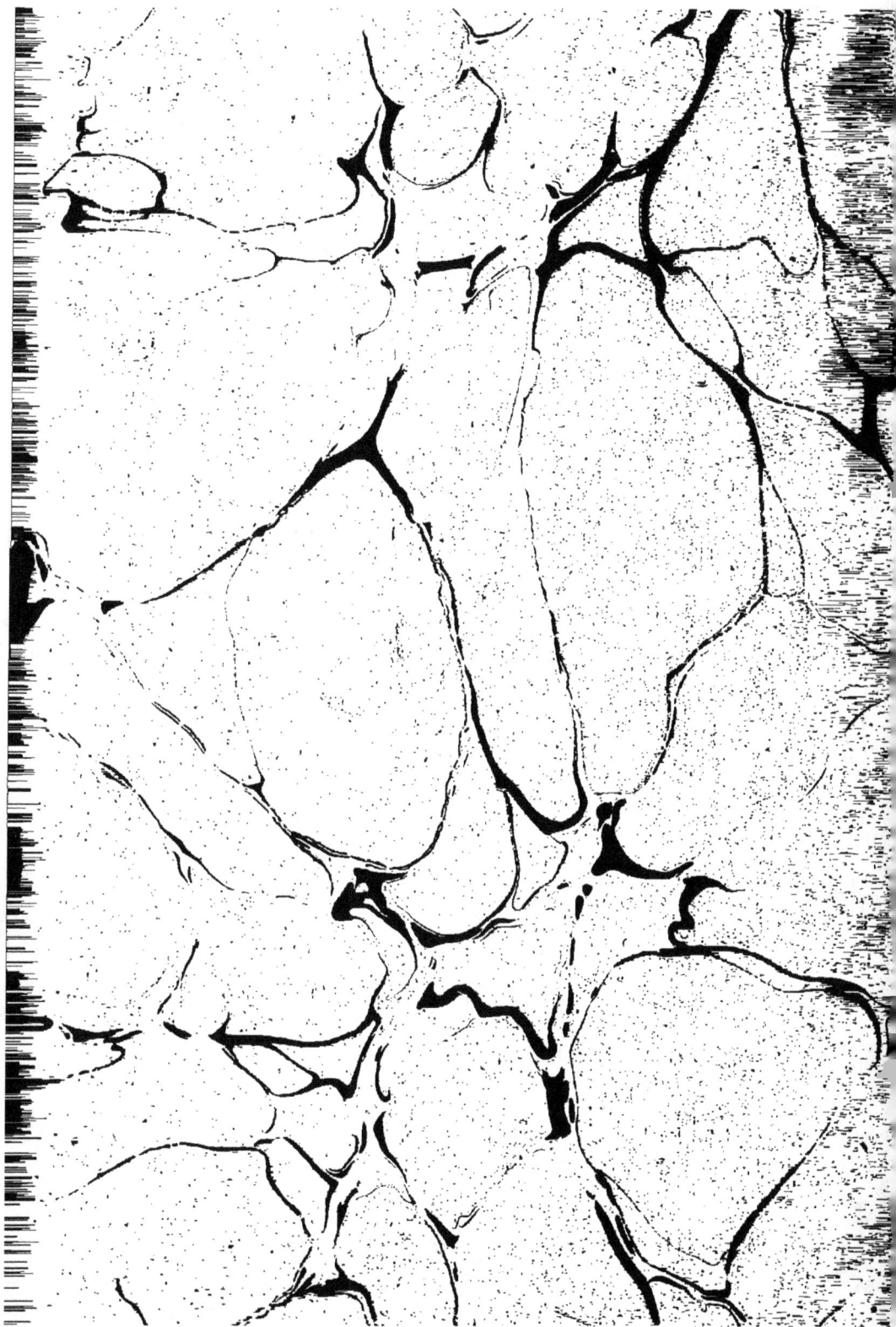

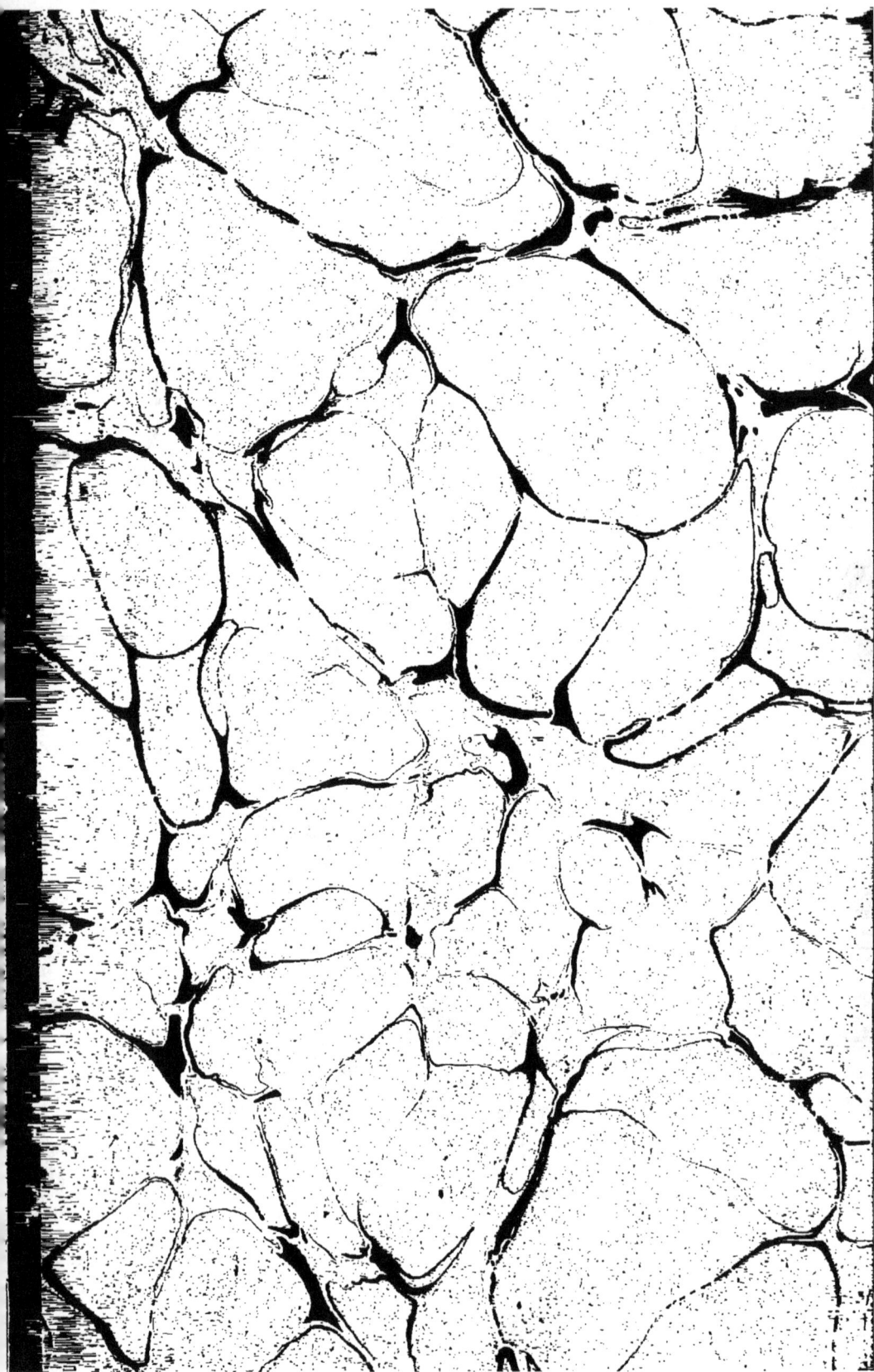

www.ingramcontent.com/pod-product-compliance
Lightning Source LLC
Chambersburg PA
CBHW031623210326
41599CB00021B/3281